# 协和儿科医嘱手册

主编　宋红梅

副主编　马明圣　肖　娟　李正红

编者
（按姓名拼音排序）

丁　娟　简　珊　姜静婧　李　冀　李　卓

全美盈　孙之星　唐晓艳　王　琳　王长燕

张　玉　张乐嘉　周　煜

人民卫生出版社

·北京·

**图书在版编目（CIP）数据**

协和儿科医嘱手册 / 宋红梅主编 . —北京：人民
卫生出版社，2023.2

ISBN 978-7-117-33862-2

I.①协… Ⅱ.①宋… Ⅲ.①小儿疾病 —医嘱 —手册
Ⅳ.①R720.5-62

中国版本图书馆 CIP 数据核字（2022）第 200080 号

| 人卫智网 | www.ipmph.com | 医学教育、学术、考试、健康， |
| | | 购书智慧智能综合服务平台 |
| 人卫官网 | www.pmph.com | 人卫官方资讯发布平台 |

### 协和儿科医嘱手册
#### Xiehe Erke Yizhu Shouce

主　　编：宋红梅

出版发行：人民卫生出版社（中继线 010-59780011）

地　　址：北京市朝阳区潘家园南里 19 号

邮　　编：100021

E - mail：pmph @ pmph.com

购书热线：010-59787592　010-59787584　010-65264830

印　　刷：北京汇林印务有限公司

经　　销：新华书店

开　　本：850×1168　1/32　印张：10.5　插页：2

字　　数：222 千字

版　　次：2023 年 2 月第 1 版

印　　次：2023 年 2 月第 1 次印刷

标准书号：ISBN 978-7-117-33862-2

定　　价：49.00 元

打击盗版举报电话：**010-59787491**　　**E-mail：WQ @ pmph.com**

质量问题联系电话：**010-59787234**　　**E-mail：zhiliang @ pmph.com**

数字融合服务电话：**4001118166**　　**E-mail：zengzhi @ pmph.com**

# 目　录

# 第一章 新生儿疾病

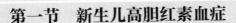

## 第一节 新生儿高胆红素血症

### 【疾病概述】

新生儿出生后胆红素水平呈动态变化,因此在诊断高胆红素血症时需要考虑其胎龄、日龄和是否存在高危因素,对于胎龄≥35周的新生儿,目前多采用美国Bhutani等制作的新生儿小时胆红素列线图或美国儿科协会(American Academy of Pediatrics,AAP)推荐的光疗参考曲线作为诊断或干预标准。当胆红素水平超过第95百分位数时定义为高胆红素血症,应予以干预。按照胎龄及是否合并高危因素可分为低危组、中危组及高危组,超过相应组别干预标准需要光疗干预,两者不一致时可放宽干预标准,按照较低标准光疗。在尚未具备密切监测胆红素水平的医疗机构可适当放宽光疗标准。出生体重<2 500g的早产儿光疗标准亦应放宽。

(1)低危组:胎龄≥38周,一般情况好,无高危因素。

(2)中危组:胎龄≥38周+高危因素,或胎龄35~37$^{+6}$周,无高危因素,一般情况好。

(3)高危组：胎龄 35~37$^{+6}$ 周 + 高危因素。

其中，高危因素包括同族免疫性溶血、葡萄糖-6-磷酸脱氢酶缺乏症、窒息、显著的嗜睡、体温不稳定、败血症、代谢性酸中毒、低蛋白血症等。

根据新生儿小时胆红素列线图及光疗、换血标准曲线，制订如下对照表(表1-1)。

## 【治疗原则】

1. **一般治疗** 足量喂养，必要时静脉补液，补足入量，促进胆红素排出；监测生命体征、出入量及胆红素变化。

2. **对症治疗**

(1)光疗：超过光疗标准者，积极光疗，光疗时裸露全身皮肤，注意遮盖眼睛及外生殖器，监测体温及出入量，使用非冷光源光疗者，需要每天额外补充10ml/kg 液体。

(2)换血：若超过换血标准，光疗失败或已经出现早期胆红素脑病临床表现者，需换血治疗。Rh 溶血病选择 Rh 血型同母亲，ABO 血型同患儿；ABO 溶血病首选 O 型红细胞和 AB 型血浆，紧急情况下均可选择 O 型。红细胞与血浆比例为(2~3):1，换血量为新生儿血容量的 2 倍(150~160ml/kg)，等容量出入，需严密监测生命体征、血气、血糖、电解质、血常规。

(3)胆红素水平接近换血标准，或白蛋白<25g/L，可补充白蛋白 1g/kg 联结胆红素。

3. **病因治疗**

(1)积极寻找病因，若存在感染，积极抗感染治疗。

(2)新生儿溶血病者可采用静脉注射免疫球蛋白(IVIg)0.5~1g/kg 封闭抗体治疗，4 小时内静脉滴注，必要时 12 小时后重复使用 1 剂。

表1-1 ≥35周新生儿高胆红素血症治疗指标

| 出生 | | 小时 | | | | | | | | | | | |
| --- | --- | --- | --- | --- | --- | --- | --- | --- | --- | --- | --- | --- | --- |
| | | 12 | 24 | 36 | 48 | 60 | 72 | 84 | 96 | 108 | 120 | 132 | 144 |
| 光疗 | 第95百分位数 | 7.0 | 7.8 | 11.1 | 13.2 | 15.2 | 15.9 | 16.7 | 17.4 | 17.5 | 17.7 | 17.4 | 17.3 |
| | 低危 | 9.0 | 11.6 | 13.5 | 15.1 | 16.5 | 17.7 | 18.8 | 19.8 | 20.4 | 21.0 | 21.0 | 21.0 |
| | 中危 | 7.6 | 9.8 | 11.7 | 13.0 | 14.6 | 15.3 | 16.4 | 17.2 | 18.0 | 18.1 | 18.1 | 18.1 |
| | 高危 | 5.8 | 7.8 | 9.4 | 11.2 | 12.4 | 13.4 | 14.0 | 14.5 | 14.9 | 15.0 | 15.0 | 15.0 |
| 换血 | 低危 | 17.7 | 19.0 | 20.9 | 22.1 | 23.0 | 24 | 24.4 | 25.0 | 25.0 | 25.0 | 25.0 | 25.0 |
| | 中危 | 15.1 | 16.6 | 18.0 | 19.0 | 20.1 | 21.2 | 22.0 | 22.4 | 22.4 | 22.4 | 22.4 | 22.4 |
| | 高危 | 13.4 | 15.0 | 16.0 | 17.1 | 18.0 | 18.6 | 18.9 | 19.0 | 19.0 | 19.0 | 19.0 | 19.0 |

## 【医嘱举例】

**现病史**：患儿男，生后第 4 天，因"发现皮肤黄染 2 天"入院。患儿第 1 胎第 1 产，胎龄 $39^{+2}$ 周，顺产娩出，出生体重 3 250g，Apgar 评分均为 10 分，无胎膜早破，羊水、胎盘、脐带正常。生后第 3 天发现皮肤黄染，第 4 天较前加重，测胆红素 18.8mg/dl（生后 72 小时），转入新生儿科进一步诊治。

**孕母产史**：母亲 31 岁，血型 B，Rh（+），既往体健，孕期平顺，无异常。

**查体**：体重 3 200g，生命体征平稳，全身皮肤黄染，无头颅血肿，前囟平软，张力不高，心、肺、腹部查体无异常，四肢肌张力正常，活动好。

### 临时医嘱

血常规、C 反应蛋白（CRP）
肝功能
血气分析、血糖
红细胞压积、胆红素，必要时复查
脑干听觉诱发电位

| | |
|---|---|
| 人血白蛋白 3.2g<br>5% 葡萄糖注射液 16ml | 6~8ml/h，静脉泵入，p.r.n. |
| 10% 葡萄糖注射液 80ml<br>0.9% 氯化钠注射液 20ml | 4~6ml/h，静脉泵入，p.r.n. |

### 长期医嘱

新生儿护理常规，q.d.
新生儿母乳喂养，q.3h.
心电监护全套，q.1h.
新生儿双面蓝光治疗，q.1h.

### 备　注

对于胎龄>35周的新生儿,当总胆红素降至低于光疗阈值50μmol/L(3mg/dl)以下时,停止光疗;应用强光疗时,当总胆红素降至低于换血阈值胆红素50μmol/L(3mg/dl)以下时,改为标准光疗。

## 第二节　ABO血型不合溶血

### 【疾病概述】

ABO血型不合溶血发病机制为母婴血型不合引起的抗原抗体反应。O型血母亲接触抗A或抗B抗原后产生相应抗体以清除这些抗原,当此抗体经胎盘进入A型或B型血胎儿血液循环时与胎儿红细胞表面的相应抗原结合,这些被免疫抗体覆盖的红细胞随之在单核巨噬细胞系统被巨噬细胞及自然杀伤细胞(NK细胞)释放的溶酶体酶溶解破坏引起溶血,严重时出现贫血、水肿和黄疸等一系列表现。

### 【治疗原则】

1. **一般治疗**　补足入量;监测生命体征、出入量及胆红素变化。

2. **对症治疗**

(1)光疗:超过光疗标准时,积极光疗。

(2)换血:若超过换血标准,光疗失败或已经出现早期胆红素脑病临床表现者,需换血治疗。

（3）白蛋白：胆红素水平接近换血标准，或白蛋白<25g/L，可补充白蛋白 1g/kg 联结胆红素。

**3. 病因治疗**

（1）明确新生儿血型，若存在血型不合基础，进一步完善溶血三项检查。

（2）明确为新生儿溶血病者可采用 IVIg 0.5~1g/kg 封闭抗体治疗，4 小时内静脉滴注，必要时 12 小时后重复使用 1 剂。

## 【医嘱举例】

**现病史**：患儿女，生后 36 小时，因"发现皮肤黄染 2 小时"入院。患儿为第 3 胎第 2 产，胎龄 39 周，顺产娩出，出生体重 3 000g，Apgar 评分均为 10 分，无胎膜早破，羊水、胎盘、脐带正常。生后 34 小时发现皮肤黄染，查末梢血胆红素 12.6mg/dl，红细胞压积 42%，转入新生儿科。纯母乳喂养，已排胎便 4 次，排尿 3 次。

**孕母产史**：母亲 32 岁，血型 O，Rh（+），4 年前顺娩一活男婴，体健。人工流产 1 次。父亲血型 B 型。家族史无异常。

**查体**：体重 2 850g，神志清楚，颜面、躯干皮肤黄染，前囟平软，张力不高，心肺查体无异常，腹软，肝、脾肋下未及，四肢肌张力正常，活动好。

### 临时医嘱

血常规、C 反应蛋白

红细胞压积、胆红素，必要时复查

血气分析

血糖

血型

肝功能

溶血三项

感染四项

| | |
|---|---|
| 人免疫球蛋白 2.85g<br>5% 葡萄糖注射液 57ml | 28ml/h，静脉泵入，明确 ABO 血型不合溶血时使用 |

**长期医嘱**

新生儿护理常规,q.d.

新生儿母乳喂养,q.3h.

心电监护全套,q.1h.

新生儿蓝光治疗,q.1h.

## 第三节　新生儿呼吸窘迫综合征

【疾病概述】

　　新生儿呼吸窘迫综合征为肺表面活性物质缺乏所致,多见于早产儿,随胎龄降低其发生率逐渐升高,表现为生后数小时出现进行性呼吸困难、青紫和呼吸衰竭。

【治疗原则】

　　1. **一般治疗**　　心电监护,呼吸支持,监测呼吸、血氧饱和度、血气。

　　2. **病因治疗**　　考虑诊断新生儿呼吸窘迫综合征时,尽早补充外源性肺表面活性物质。常用的有猪肺磷脂注射液和注射用牛肺表面活性剂。猪肺磷脂注射液贮藏在 2~6℃冰箱,使用前需复温到 37℃左右,首次 200mg/kg,必要时 8~12 小时后可考虑重复 1 剂 100mg/kg。牛肺表面活性剂为冻干粉,使用前每支加 2ml 灭菌注射用水,复温混匀待用,剂量 70mg/kg。补充肺表面活性物质后半小时根据尿量决定是否给予利尿剂,需要时可给予呋塞米 0.5mg/kg 静脉注射。

3. **支持治疗**　呼吸支持、静脉营养、静脉注射枸橼酸咖啡因 20mg/kg 1 次,24 小时后 5~10mg/kg q.d. 维持治疗刺激呼吸等。

## 【医嘱举例】

**现病史:**患儿男,胎龄 27^(+5) 周,生后 30 分钟。患儿为第 1 胎第 1 产,胎龄 27^(+5) 周,因母亲"妊娠高血压、子痫前期"剖宫产娩出,生后 1 分钟 Apgar 评分 8 分(呼吸 –1 分,张力 –1 分),面罩正压通气,3 分钟、5 分钟均为 10 分,出生体重 1 000g,面罩 T 型管辅助通气,转运暖箱转入新生儿病房。转科后渐出现呻吟、鼻翼扇动。

**孕母产史:**母亲 32 岁,既往体健,此次妊娠期发现血压升高,最高 190/120mmHg,产前地塞米松 6mg 肌内注射 2 次。

**查体:**呼吸 60 次 /min,呼吸浅快,不规则,鼻翼扇动、呻吟、吐沫,三凹征阳性。心电监护提示经皮动脉血氧饱和度(percutaneous arterial oxygen saturation,$SpO_2$)在 88%~93%。

### 临时医嘱

血常规、C 反应蛋白
血气分析

胸部 X 线检查

肺表面活性物质(猪肺磷脂注射液 200mg 或牛肺表面活性剂 70mg,气管插管分次滴入或使用 MIST、LISA 方法滴入)

呋塞米 0.5mg,i.v.,p.r.n.(表面活性物质之后半小时)

枸橼酸咖啡因 20mg,i.v.

静脉营养支持治疗

**长期医嘱**

病危

早产儿护理常规

心电监护全套,q.1h.

新生儿辐射暖箱,q.1h.

持续气道正压通气辅助呼吸,q.1h.

经鼻口吸痰,q.6h.

枸橼酸咖啡因 5mg,q.d.,i.v.,距离首剂 24 小时后

# 第四节 新生儿窒息

## 【疾病概述】

新生儿窒息是由于产前、产时或产后的各种原因使新生儿出生后不能建立正常呼吸,引起缺氧并导致全身多脏器损害,是新生儿死亡、脑瘫和智力障碍的主要原因之一。主要依靠临床表现进行诊断,Apgar 评分由 5 项体征(肤色、反射、肌张力、呼吸、心率)组成,5 项体征中的每项授予分值 0 分、1 分或 2 分,然后将

5 项分值相加,即为 Apgar 评分的分值。一般将 1 分钟 Apgar 评分 0~3 分诊断为重度窒息,4~7 分为轻度窒息。正确的复苏是降低新生儿窒息死亡率和伤残率的主要手段,积极开展新生儿窒息复苏培训,提高新生儿复苏的水平,是围产工作者的重要任务。

## 【治疗原则】

1. **复苏** 预计可能存在窒息高危因素的患儿出生时,需提前准备好复苏相关设备及人员,进行正确有效的新生儿复苏。

2. **一般治疗** 心电监护、禁食、补液,监测出入量,限制液体入量。足月儿第 1 天补液 30ml/(kg·d),第 2 天 60ml/(kg·d),早产儿按照总液量 –20ml/(kg·d) 补充。根据窒息程度 12~24 小时后开奶。

3. **维持内环境稳定** 维持水电解质、酸碱平衡,积极纠正酸中毒,根据碱剩余(base excess,BE)指标计算 5% 碳酸氢钠剂量(ml),[实际 BE 值(mmol/L)– 目标 BE 值(mmol/L)]× 体重(kg)× 0.5,加入等倍体积 5% 葡萄糖注射液,30 分钟匀速泵入。可给予多巴胺 3~5μg/(kg·min) 改善循环,必要时根据血压调整剂量。

4. **评估各脏器损伤情况** 必要时积极对症治疗,存在心肌损伤者,给予营养心肌治疗;重度窒息排除禁忌后,尽早给予亚低温治疗。

## 【医嘱举例】

**现病史:** 患儿男,胎龄 39$^{+3}$ 周,因“胎儿窘迫”胎头吸引助产娩出,1 分钟 Apgar 评分 6 分(呼吸 –1 分,张力 –1 分,反射 –1 分,肤色 –1 分),监测 $SpO_2$ 63%,给予擦干、刺激、清理呼吸道、常压吸氧通气后 30 秒无改善,给予面罩正压通气,3 分钟评分 8 分(张力 –1 分,呼吸 –1 分),继续面罩正压通气,5 分钟 Apgar 评分 9 分(张力 –1 分),监测 $SpO_2$ 86%,继续常压给氧,10 分钟 Apgar 评分 10 分,羊水 Ⅱ 度污染,胎盘、脐带正常,无胎膜早破。

**孕母产史:** 母亲 32 岁,既往体健,此次孕期平顺,规律产检,未见异常。转运暖箱转入儿科病房。

**查体:** 出生体重 4 130g。

**辅助检查:** 血气分析示,pH 值 7.162,$PCO_2$ 40.6mmHg,$PO_2$ 35mmHg,BE –10.3mmol/L,血糖 105mg/dl。

### 临时医嘱

血常规、C 反应蛋白

血气分析

电解质、血糖

红细胞压积、胆红素

肝功能、肾功能

心肌酶 3 项

便常规 + 潜血

尿常规

胸部 X 线检查

头颅超声检查

振幅整合脑电图

5% 碳酸氢钠注射液 8.8ml
5% 葡萄糖注射液 8.8ml ｜ 35ml/h,静脉泵入

维生素 $K_1$ 1mg,i.m.

多巴胺注射液 17.8mg
5% 葡萄糖注射液 5.2ml ｜ 0.3ml/h,静脉泵入

苯巴比妥钠注射液 20mg/kg,i.m.,p.r.n.

10% 葡萄糖注射液,4.1ml/h,静脉泵入

**长期医嘱**

病危
禁食
新生儿护理常规
心电监护全套,q.1h.
新生儿辐射暖箱,q.1h.
氧气吸入,q.1h.
苯巴比妥钠注射液 2.5mg/(kg·次),i.m.,q.12h.
(如有抽搐表现)

# 第五节　败血症

【疾病概述】

新生儿败血症指新生儿期细菌或真菌侵入血液循环并在其中生长繁殖,产生毒素所造成的全身性感染。临床全身及各系统受累表现可不典型,可有体温不稳定;反应差;皮肤发花;呼吸暂停;纳差、吐奶;心动过速、外周灌注不良,甚至休克;中枢神经系统感染症状;严重时可有出血倾向。

【治疗原则】

1. **积极寻找病原**　在开始治疗前留取相应标本进行病原学检测,如血培养、尿培养、咽拭子、直肠拭子等。

2. **积极抗感染治疗**　首先经验性选择抗生

素,病原菌明确后根据药敏试验选择抗生素。具体根据临床可疑病原菌及各中心经验选择抗生素种类。

**3. 评估感染程度** 完善脑脊液检查、胸部 X 线检查、腹部 X 线检查等评估其他系统受累情况。

**4. 对症支持治疗** 血浆、IVIg 支持治疗,维持水电解质平衡,积极纠正酸中毒,5% 碳酸氢钠剂量(ml)按照［实际 BE 值(mmol/L)－目标 BE 值(mmol/L)］×体重(kg)×0.5,加入等倍体积 5% 葡萄糖注射液稀释后 30 分钟静脉泵入,多巴胺 3~5μg/(kg·min)改善循环,必要时根据血压调整剂量,对症治疗。

**5.** 若病情危重,可积极给予血浆 15~20ml/kg 或 IVIg 0.5g/(kg·d)×4 天支持治疗。

## 【医嘱举例】

**现病史:** 患儿男,33 周早产,胎膜早破 3 天顺产娩出。Apgar 评分 1 分钟 8 分(呼吸 -1 分,张力 -1 分)。清理呼吸道、面罩正压通气,3 分钟、5 分钟、10 分钟均为 10 分,羊水 Ⅱ 度粪染,胎盘、脐带正常,出生体重 1 800g,转运暖箱转入新生儿病房。自主呼吸平顺,血气、血糖正常,血常规:白细胞计数(WBC)18.69×10⁹/L,中性粒细胞百分比(N%)53.6%,血红蛋白(Hb)192g/L,血小板计数(PLT)262×10⁹/L,C 反应蛋白 6mg/L,给予注射用阿莫西林钠克拉维酸钾预防感染。生后第 5 天出现精神反应差,频繁呼吸暂停,皮肤发花。

**查体:** 体重 1 760g,体温 37.2℃,呼吸 52 次/min,心率 168 次/min,血压 64/43mmHg,前囟平软,双肺呼吸音粗,可闻及粗湿啰音,腹略胀,张力不高,肠鸣音稍弱,四肢活动少。

**辅助检查**：血气分析示，pH 值 7.203，$PCO_2$ 40.61mmHg，$PO_2$ 38.4mmHg，BE −7.3mmol/L，血糖 135mg/dl。

**临时医嘱**

血常规、C 反应蛋白

血细胞形态分析

血培养

血气分析

电解质、血糖

红细胞压积、胆红素

尿常规

便常规 + 潜血

咽拭子、直肠拭子

胸、腹部 X 线检查

头颅超声

| | |
|---|---|
| 美罗培南 0.035g<br>5% 葡萄糖注射液 5ml | 5ml/h，静脉泵入 |
| 碳酸氢钠注射液 3.8ml<br>5% 葡萄糖注射液 3.8ml | 16ml/h，静脉泵入 |
| 多巴胺 12.6mg<br>5% 葡萄糖注射液 10.8ml | 0.5ml/h，静脉泵入 |

腰椎穿刺，p.r.n.（血培养阳性或 CRP＞50mg/L 考虑临床败血症时给予腰椎穿刺完善脑脊液常规、生化及细菌培养、药敏试验等）

脑脊液常规、生化、细菌培养 + 药敏试验，p.r.n.

血气分析、血糖，必要时复查

新生儿蓝光治疗，12~24 小时，必要时积极蓝光光疗

**长期医嘱**

病危
禁食
心电监护全套, q.1h.
出入量监测
持续气道正压通气辅助呼吸

美罗培南 0.035g | 5ml/h, 静脉泵入,
5% 葡萄糖注射液 5ml | q.12h.

制霉菌素 | 涂口腔, q.12h.
甘油 |

氟康唑注射液 3mg/kg, 5ml/h, 静脉泵入, b.i.w.
益生菌, 口服(解除禁食后)

# 第六节 坏死性小肠结肠炎

## 【疾病概述】

坏死性小肠结肠炎(necrotizing enterocolitis, NEC)是新生儿期的一种严重威胁患者生命的疾病,也是新生儿重症监护室最常见的胃肠道急症。临床上以腹胀、呕吐、腹泻、便血,严重者发生休克及多系统器官功能衰竭为主要临床表现,腹部 X 线检查以异常肠壁囊样积气为特征。NEC 的临床表现轻重差异很大,既可表现为全身非特异性败血症症状,也可表现为典型胃肠道症状,如腹胀、呕吐、腹泻和便血三联征。目前临床多采用修正 Bell-NEC 分级标准。

## 【治疗原则】

1. **常规治疗** 禁食、胃肠减压、监测生命体征和出入量、静脉营养支持治疗。

2. **抗感染** 静脉抗感染治疗,根据病情首先经验性选择抗生素,根据病原学结果调整抗感染种类及疗程。

3. **支持** 必要时机械通气、血浆、IVIg 等支持治疗。

4. 出现可疑外科情况,外科评估,必要时积极手术治疗。

## 【医嘱举例】

**现病史**:患儿女,胎龄 35 周,因"早产临产、臀位"剖宫产娩出,出生体重 2 200g。生后 1 分钟 Apgar 评分 9 分(张力 −1 分)。清理呼吸道、面罩正压通气,3 分钟、5 分钟、10 分钟均为 10 分,羊水、胎盘、脐带正常。血常规:白细胞计数 $35.86 \times 10^9/L$,中性粒细胞百分比 64%,血红蛋白 205g/L,血小板计数 $80 \times 10^9/L$,CRP 15mg/L,经积极抗感染治疗后 3 天好转,停抗生素。逐渐加奶,纳奶好,经口进食,生后 10 天开始出现反应差,皮肤苍白,腹胀、吐奶。

**查体**:体重 2 300g,反应差,哭声弱,皮肤苍白,双肺呼吸音清,心率 180 次/min,未闻及杂音,腹胀,张力增高,肠鸣音消失,四肢活动减少。

**辅助检查**:复查血常规示,白细胞计数 $43.9 \times 10^9/L$,中性粒细胞百分比 70%,血红蛋白 192g/L,血小板计数 $75 \times 10^9/L$,CRP 60mg/L,血气、血糖正常。

## 临时医嘱

血常规、C 反应蛋白

血气分析

电解质、血糖

红细胞压积、胆红素

便常规 + 潜血

尿常规

胸、腹部 X 线检查

咽拭子、直肠拭子

血培养

肝功能、肾功能

美罗培南 0.046g
5% 葡萄糖注射液 5ml | 5ml/h,静脉泵入

静脉营养

血气分析、电解质、血糖,q.6h.

请外科会诊,p.r.n.

## 长期医嘱

病危

禁食

心电监护全套,q.1h.

胃肠减压

美罗培南 20mg/kg
5% 葡萄糖注射液 5ml | 5ml/h,静脉泵入,q.12h.

制霉菌素
甘油 | 涂口腔,q.12h.

氟康唑注射液 3mg/kg,5ml/h,静脉泵入,b.i.w.

益生菌,口服(解除禁食后)

# 第七节    红细胞增多症

## 【疾病概述】

新生儿红细胞增多症是新生儿血液黏滞的一种表现,红细胞增多症导致高黏滞血症,可有肤色发红、多血貌、气促、发绀、心率增快、纳差、腹胀,烦躁、嗜睡、低血糖、高胆红素血症等。

## 【治疗原则】

1. **一般治疗**    监测生命体征、出入量,维持水电解质平衡,维持血糖稳定。

2. **并发症治疗**    并发高胆红素血症者,积极光疗,并发低血糖者,静脉补液维持血糖稳定。必要时呼吸支持、静脉补液治疗。

3. **换血**    对于出现上述症状者,可给予部分换血治疗,根据红细胞压积(hematocrit,HCT)计算,换血量(ml)=血容量(ml)× [实际HCT-目标HCT]×体重(kg)/实际HCT。

备注:足月儿血容量80~90ml/kg,极低出生体重儿100ml/kg,目标HCT 55%~60%。

## 【医嘱举例】

**现病史**:患儿女,胎龄37$^{+6}$周,顺产娩出,生后Apgar评分10分,胎盘、羊水、脐带正常。出生体重2 350g。转入儿科进一步诊治。新生儿奶粉喂养10ml,q.3h.,吸吮差,吐奶,每次残余奶量5~8ml。

**查体**：体重 2 350g，哭声弱，多血貌，肤色暗红，呼吸平顺，$SpO_2$ 95%~98%，心、肺查体无异常，腹软，肠鸣音减弱，不连续。

**辅助检查**：血气分析结果正常。血糖 76mg/dl，红细胞压积 70%，胆红素 3.6mg/dl。

### 临时医嘱

血常规、C 反应蛋白

红细胞压积、胆红素，必要时复查

血气分析

电解质、血糖

10% 葡萄糖注射液 100ml，4.2ml/h，静脉泵入，静脉抽血 26ml，部分换血

0.9% 氯化钠溶液 26ml，抽血的同时静脉泵入

禁食（换血后暂禁食 1 次）

### 长期医嘱

病重

新生儿护理常规

心电监护全套，q.1h.

新生儿母乳喂养，5ml，q.3h.

# 第二章　儿童保健

## 第一节　蛋白质 - 能量营养不良

【疾病概述】

蛋白质 - 能量营养不良是由于缺乏能量和 / 或蛋白质所致的一种营养缺乏症,主要见于 3 岁以下儿童。主要的临床症状:初期表现为体重不增,皮下脂肪减少,进而出现生长缓慢、渐进性消瘦、水肿,常伴有全身各组织脏器不同程度的功能低下及新陈代谢失常。常伴有微量营养素缺乏、细胞免疫和体液免疫功能降低,可能导致智力发育迟缓、学习能力下降等后果。实验室检查:早期可有前白蛋白、视黄醇结合蛋白降低,进而血浆白蛋白浓度降低。其诊断及分类的测量指标为身长及体重:体重低下[体重低于同龄同性别均值 $-2 \times$ 标准差(standard deviation, $SD$)]、生长迟缓(身长低于同龄同性别均值 $-2SD$)、消瘦(体重低于同身高同性别均值 $-2SD$)。

【治疗原则】

1. **轻中度营养不良**　加强营养、改善肠道功能、对症治疗。

**2. 重度营养不良**

(1)第一阶段：治疗原发病，调整机体内环境；防治低血糖、低体温、感染、脱水。

1)治疗应首先注意有无危及生命的并发症：①根据血常规情况明确有无感染，如果存在感染给予抗生素治疗。②根据肝肾功能及心肌酶，评价有无肝功能异常、急性肾衰竭、心功能不全等情况，对症治疗。③根据血常规结果明确有无贫血，重度贫血输血治疗，一般为 10ml/kg，若轻度贫血，给予补铁治疗。

2)根据患儿病史、查体情况，注意有无潜在引起蛋白质-能量营养不足的原因，如先天性代谢性疾病、消化道畸形、慢性感染(如结核)、牛奶蛋白过敏等。

(2)第二阶段：纠正微量营养素的缺乏，开始喂养。

1)开始喂养：优先选取高热量、高蛋白奶粉喂养或母乳喂养，如不能获得高热量、高蛋白奶粉，可采用原有奶粉。

2)补充多种营养素及矿物质(表 2-1)。

**表 2-1　营养素及矿物质补充时间及剂量**

| 营养素 | 开始/维持时间 | 补充剂量 [*] |
| --- | --- | --- |
| 维生素 A | 第 1 天 | >12 个月，200 000IU |
| | | 6~12 个月，100 000IU |
| | | 0~6 个月，50 000IU |
| 叶酸 | 第 1 天 | 5mg/d |
| | 至少持续到 2 周 | 1mg/d |
| 锌 | 至少持续到 2 周 | 2mg/d |
| 铁 [#] | 至少持续到 2 周 | 3mg/(kg·d) |

注：[*]最近 1 个月未补充维生素 A 的患儿。[#]仅在体重开始增加时补充。

(3)第三阶段：逐渐增加进食量，逐步增加热量及蛋白质，达到追赶性生长。

1)热量计算：起始热量为相应年龄的平均体重（kg）乘以 165~230kJ/kg（40~55kcal/kg），逐渐少量添加，如果患儿消化功能正常，可逐渐增加到每天 500~711kJ/kg（120~170kcal/kg）。

2)蛋白质计算：起始蛋白质为相应年龄的平均体重（kg）乘以 1.5~2.0g/kg 逐渐增加到每天 3.0~4.5g/kg。

## 【医嘱举例】

**现病史**：患儿女，1 岁 3 个月，因"体重不增、消瘦半年"入院。患儿系足月经阴道娩出，出生体重 3.2kg，生后给予母乳喂养，生后 3 个月因家庭原因改为奶粉喂养，进食量明显减低，6 个月加辅食，偶尔喝米汤、粥。奶量约 300~400ml/d。未按时进行婴儿体检。

**查体**：体重 7.25kg，身长 73.6cm，精神反应差，眼神呆滞，腹部皮下脂肪消失，肝肋下 2cm，脾未触及。

**辅助检查**：外院查血红蛋白 100g/L，余 CRP、白细胞、血小板未见异常，查电解质正常。

**诊断**：蛋白质-能量营养不良（中度），贫血（轻度）。

### 临时医嘱

血常规
尿常规、便常规
肝功能、肾功能
心肌酶

### 长期医嘱

(1)增加奶量

1)奶类选择:母乳喂养。

2)热量与奶量计算(该患儿为中度营养不良)。

A. 热量计算:起始热量为160kcal,逐渐少量添加,如果患儿消化功能正常,可逐渐增加到每天500kcal。

B. 蛋白质计算:起始蛋白质为5g逐渐增加到10g。

(2)辅食添加:逐渐添加肝泥、肉末等高蛋白食物,如果对蛋类无过敏,可逐渐添加。

(3)消化酶:胃蛋白酶、胰酶。

(4)微量营养素添加。

1)复合维生素。

2)元素锌5~10mg/d。

(5)轻中度贫血补铁,多糖铁复合物胶囊7mg,q.d.,3个月。

### 备　注

1. 如果出现严重贫血,给予输血治疗。若出现电解质紊乱或代谢性酸中毒,则补液,从而纠正电解质紊乱。

2. 应同时宣教,教会家长正确的婴幼儿喂养方式。

## 第二节　单纯性肥胖

【疾病概述】

儿童单纯性肥胖是由于长期能量摄入超过人体

的消耗,体内脂肪过度积聚、体重超过参考范围的一种营养障碍性疾病。多见于婴儿期、5~6岁和青春期。临床症状:患儿可因肥胖导致易疲劳、气短及腿痛,严重时可导致肥胖低通气综合征。性发育通常较早。查体:皮下脂肪丰满,腹部、臀、大腿可见白纹或紫纹。实验室检查可出现糖耐量异常、血糖高、高密度脂蛋白减低、低密度脂蛋白升高、胆固醇升高、甘油三酯升高、尿酸升高,此外可以合并脂肪肝。诊断有2种方法:①体重指数(body mass index,BMI)=体重(kg)/身长的平方($m^2$),BMI大于等于同年龄、同性别的第95百分位数诊断为肥胖,第85~95百分位数为超重,大于等于第95百分位的120%为重度肥胖;②体重超过同性别、同身高标准体重的10%~19%为超重,超过20%诊断肥胖症,20%~29%为轻度肥胖,30%~49%为中度肥胖,超过50%为重度肥胖。

## 【治疗原则】

1. **饮食控制** 多食含纤维非精细加工食物,少食或不食高热量、高脂食物,控制每日热量摄入,选择高蛋白、低脂、低热量饮食,总能量控制在800~1 200kcal/kg(3 349~5 024kJ/kg)。

2. **运动干预** 每天运动至少30分钟,每天运动从30分钟起,逐渐加量至每天1~2小时,每周3~5次。

## 【医嘱举例】

**现病史:**患儿男,6岁3个月,因"体重增长迅速6年"入院。患儿系足月经阴道娩出,出生体重3.5kg,每日进食量较大,每年体重增长4.9kg。不喜运动。

**查体:**体重 43kg,身高 123cm,腰围 68cm,血压 90/60mmHg,精神反应可,皮下脂肪厚,以腹部脂肪丰满为著,心、肺、腹部查体未见异常。

**诊断:**单纯性肥胖(重度)。

### 临时医嘱

血尿常规

肝功能、肾功能

血脂

空腹血糖、胰岛素水平、糖化血红蛋白

甲状腺功能、皮质醇

腹部 B 超

心脏彩超

呼吸睡眠监测,p.r.n.

### 长期医嘱

血压监测

饮食控制(多食含纤维非精细加工食物,少食或不食高热量、高脂食物)

规律运动

### 备 注

接诊后应先计算体重指数。向家长宣教,加强体育运动,从 30 分钟起,逐渐加量至每天 1~2 小时,每周 3~5 次,同时少吃高热量、高脂食物及饮料。

# 第三节　维生素 D 缺乏性佝偻病

## 【疾病概述】

维生素 D 缺乏性佝偻病是由于维生素 D 缺乏而导致的一种全身性疾病,典型表现为生长期的骨质病变,多见于 2 岁以下儿童、双胎儿和早产儿。病史方面多为 2 岁以下未按时添加维生素 D 或晒太阳不足。临床症状:初期主要为神经兴奋性增高症状,如烦躁、夜啼、多汗。激期骨骼出现方颅、颅骨软化、胸部肋膈沟、串珠肋、鸡胸、手足镯等症状。恢复期及后遗症期表现为不同程度的骨骼畸形。实验室检查:初期血钙、血磷下降,血清 25-(OH)$D_3$ 下降,进入激期碱性磷酸酶明显升高、血甲状旁腺素(parathyroid hormone,PTH)增高。骨 X 线片:长骨骨骺端膨大,钙化预备线不规则,呈毛刷状、杯口状变形,骨质稀疏,骨小梁细,长骨可见弯曲变形。诊断主要依靠 25-(OH)$D_3$ 检测,其正常值为 50nmol/L(20ng/ml),30~50nmol/L(12~20ng/ml)为维生素 D 不足,≤30nmol/L(12ng/ml)为维生素 D 缺乏。当维生素 D 缺乏同时伴有骨和软骨异常临床表现,则诊断为维生素 D 缺乏佝偻病。

## 【治疗原则】

1. **一般治疗**　多进行户外运动,多晒太阳,提倡母乳喂养。

### 2. 药物治疗

(1) 补充维生素 D：①<12 月龄的婴儿，先给予 2 000U/d，连用 6~12 周，之后给予至少 400U/d 作为维持剂量；②≥12 月龄的儿童，先给予 2 000U/d（连用 6~12 周），之后给予 600~1 000U/d 作为维持剂量。

儿童存在早产、肥胖、吸收不良性疾病时，需要更高的补充剂量（约 2~3 倍）。

(2) 补钙：主张从膳食的奶类中补充钙和磷，但对于有低钙表现或者严重佝偻病的患儿，建议补充钙，元素钙 30~75mg/(kg·d) 或者 500mg/d，分 2~3 次，或者元素钙 500mg/d 连用 2~4 周。

## 【医嘱举例】

**现病史**：患儿男，5 个月，主诉"睡前哭闹 1 个月"。患儿足月经阴道娩出，生后无窒息，人工喂养，生后未按时添加维生素 D，近 1 个月睡前哭闹明显。

**查体**：前囟 2.5cm×2.5cm，方颅，可见枕秃，无明显手足镯、串珠肋。

**辅助检查**：外院查血清 25-(OH)D$_3$ 为 17.5nmol/L。

**诊断**：维生素 D 缺乏。

### 临时医嘱

血常规
尿常规
肝功能、肾功能
血清 25-(OH)D$_3$ 及 1,25-(OH)$_2$D$_3$
血钙、血磷、碱性磷酸酶
甲状旁腺素
超声骨密度或双能 X 线骨密度检查
左手及腕部 X 线检查

长期医嘱

维生素 D 2 000U，口服，q.d.，疗程 6~12 周；之后改为维生素 D 400U，口服，q.d.。

备　注

应向家长宣教，每日 1~2 小时户外运动，同时 24 小时奶量应维持 800ml 以上。

# 第四节　维生素 D 缺乏性手足搐搦症

## 【疾病概述】

多见于 6 个月以下的婴儿，当维生素 D 缺乏时，血钙下降，如果此时甲状旁腺不能代偿性分泌增加，血钙低于 1.75~1.88mmol/L 或离子钙低于 1.0mmol/L 时，引起抽搐。临床症状：典型发作可为全身发作型抽搐或手足搐搦及喉部痉挛，隐匿发作多在查体时发现面神经征、腓反射及陶瑟（Trousseau）征。

## 【治疗原则】

1. **急救**

（1）吸氧，保证气道通畅。

（2）止惊：10% 水合氯醛 40~50mg/kg 灌肠或地西泮 0.1~0.3mg/kg 缓慢静脉注射。

（3）补钙：10% 葡萄糖酸钙 5~10ml 加入 10% 葡萄糖注射液 5~20ml 缓慢静脉注射（注意心律）。

应用 10% 葡萄糖注射液,将葡萄糖酸钙稀释 1~2 倍,然后缓慢静脉注射,谨防渗液,注射时间至少 10 分钟或更久,同时监测心律。切不可皮下注射或肌内注射,否则会导致皮肤硬肿、腐烂或坏死等。

2. **维生素 D 治疗** 同维生素 D 缺乏性佝偻病治疗。

## 【医嘱举例】

**现病史**:患儿男,5 个月,因"抽搐 1 次"就诊。患儿足月经阴道娩出,生后无窒息。人工喂养,生后未按时添加维生素 D,近 1 个月睡前哭闹明显。来医院前 15 分钟,无明显原因出现全身抽动,具体表现为四肢抽动,双眼上翻,面部肌肉抖动,呼之不应,持续约 30 秒,自行好转,此后进入睡眠。

**查体**:体温 36.5℃,体重 7kg。前囟 2.5cm×2.5cm,无膨隆或凹陷,方颅,可见枕秃,无明显手足镯、串珠肋。心、肺、腹部查体未见明显异常。四肢肌力、肌张力正常,病理征阴性。

### 临时医嘱

血常规
尿常规
肝功能、肾功能
血清 25-(OH)$D_3$ 及 1,25-(OH)$_2D_3$
血钙、血磷、碱性磷酸酶、血镁、血糖
甲状旁腺素
左手及腕部 X 线检查
脑电图
清理气道,氧气吸入
10% 水合氯醛 3.5ml 灌肠或地西泮 0.7mg 缓慢

静脉注射,抽搐停止则停止注射

| 10% 葡萄糖酸钙 5ml | 缓慢静脉注射(注 |
| 10% 葡萄糖注射液 5ml | 意心率) |

**长期医嘱**

维生素 D 2 000U,口服,q.d.,疗程 6~12 周;之后改为维生素 D 400U,口服,q.d.。

# 第五节　锌　缺　乏

【疾病概述】

由于锌摄入不足或代谢障碍(常见病因:长期牛乳喂养、胃肠道或肾脏慢性疾病、药物等)导致体内锌缺乏,引起食欲减退、生长发育迟缓、皮炎、异食癖等临床表现的营养缺乏性疾病。临床症状:①轻度缺锌症状、体征多不典型;②中度缺锌临床上可出现腹泻、生长发育迟缓、厌食症、性成熟延长以及行为改变等;③重度缺锌(多发于肠病性肢端皮炎或肝豆状核变性青霉胺治疗后)临床上以口部、肢端周围皮炎、腹泻、脱发为特征性表现。实验室检查:10 岁以下血浆 / 血清锌下限值为 65μg/dl,当血浆 / 血清锌小于 40μg/dl 灵敏度达 71%。

【治疗原则】

1. **原发病治疗**
2. **饮食调整**　多进食富含锌的食物,如肉、谷、豆腐等。鼓励母乳喂养。如没有母乳时应给予含锌的配方奶粉,4~6 个月及时添加辅食。

### 3. 补锌治疗

(1) 常规:每日元素锌 0.5~1mg/kg,疗程 2~3 个月。

(2) 对于长期静脉营养的儿童:在输入静脉营养期间,元素锌补充量为早产儿每日 0.3mg/kg,足月儿~5 岁儿童每日 0.1mg/kg,5 岁以上儿童每日 2.5~4mg。

(3) 对于重度缺锌,如肝豆状核变性患儿青霉胺治疗后,醋酸锌:①<6 岁,50mg/d,分 2 次口服;②6~16 岁且体重<50kg,75mg/d,分 3 次口服;③>16 岁或体重>50kg,150mg/d,分 3 次口服;饭前 1 小时或饭后 2 小时服用,目标为尿锌达>2mg/24h。

注意:血浆/血清锌对轻度缺锌灵敏度低,且易受多种因素影响,如慢性炎症、检测时间(是否吃饭)、样本采集等。

## 【医嘱举例】

**现病史**:患儿男,3 个月,体重 6kg,于社区进行健康查体。患儿生后母乳喂养,但间断腹泻,每日 10 余次,1 周前诊断为牛奶蛋白过敏性腹泻,改为氨基酸奶粉治疗后好转,患儿近 1 个月脱发明显,食欲差,臀部和双下肢皮肤粗糙。

**查体**:体重 5.8kg,身长 60cm,毛发稀黄。

**辅助检查**:血清元素锌 9.9mmol/L。

### 临时医嘱

血常规
尿常规、便常规
肝功能、肾功能

代谢病筛查,p.r.n.

**长期医嘱**

氨基酸奶粉治疗

葡萄糖酸锌 21mg(含元素锌 3mg),口服,q.d.,
疗程 2~3 个月

4~6 个月添加辅食

## 第六节　遗　尿　症

### 【疾病概述】

遗尿症是儿童常见的临床疾病,其定义为 5~6
岁儿童每月至少发作 2 次夜间不自主漏尿,7 岁及
以上每月至少 1 次,且连续 3 个月以上,没有精神和
神经异常。病因:夜间排尿增多,觉醒困难和膀胱
容量减少,部分存在相关家族史。本节主要讲解原
发性单纯症状性夜间遗尿。症状:原发性单纯症状
性夜间遗尿仅有夜间遗尿,不伴有日间下尿路症状。
辅助检查:腹部、盆腔超声注意有无泌尿系统结构异
常、膀胱壁厚度以及残余尿情况。MRI 明确有无脊
柱裂或脊柱神经病变。预后:每年可有 15% 的遗尿
症患儿自愈,但是也有 1%~2% 的患儿会持续到成
人期。

### 【治疗原则】

1. **排尿日记**　应教会家长学习记录排尿日记,
根据排尿日记,明确遗尿症为原发性遗尿症还是继

发性遗尿症,并可以提示导致遗尿症的原因,排尿日记应包括下面几个方面:日期、每次饮水的时间和容量(ml)、排尿时间及尿量(ml)。

2. **基础治疗**　合理饮食,避免便秘;睡前 2~3 小时开始限制饮水及吃水果;养成睡前先排尿的习惯;夜间叫醒患儿排尿 1~2 次;避免指责患儿。

3. **根据患儿的临床情况选择合适的治疗方法**

(1)遗尿报警器:适合于依从性好,且遗尿次数大于每周 2 次的患儿使用。

(2)觉醒功能训练:主要指在患儿膀胱充盈时,将其从睡眠中完全唤醒至清醒排尿的过程。

(3)药物治疗:精氨酸升压素(AVP)初始剂量为 0.1~0.2mg,睡前服用,但可以根据病情情况调整用药剂量,2 周后评价如无好转,可增加 0.2mg,如逐渐好转可逐渐减量至停药。其不良反应为头疼、恶心、呕吐,服药前 1 小时和服药后 2 小时应避免大量饮水。

4. **根据患儿治疗效果长期随访并定期评估**

**【医嘱举例】**

**现病史**:患儿男,7 岁,主因"自幼遗尿"来门诊就诊。患儿现在平均每周尿床 5~7 天,每晚 2 次,白天无尿频、尿急,也不曾尿裤子。

**查体**:一般情况可,患儿生长发育同正常同龄儿,心、肺查体无明显异常,腹软,触诊未及包块及肿物,腰骶部无毛发、无色素沉着。

**临时医嘱**

血常规

尿常规、便常规

肝功能、肾功能

记 24 小时出入量

尿渗透压

泌尿系统 B 超及残余尿超声

腰骶部 MRI

### 长期医嘱

遗尿报警器

觉醒功能训练

醋酸去氨加压素 0.1~0.2mg,p.o.,睡前 1~2 小时

# 第三章 风湿免疫性疾病

## 第一节 系统性红斑狼疮

### 【疾病概述】

系统性红斑狼疮（systemic lupus erythematosus，SLE）是一种系统性自身免疫病，以全身多系统多脏器受累、反复的复发与缓解、体内存在大量自身抗体为主要临床特点。儿童 SLE 约占所有 SLE 的 10%~20%，相较于成人，儿童 SLE 患者发病年龄小，起病急，症状重，更容易出现严重的脏器受累。

儿童 SLE 的诊断，既往多采用美国风湿病学会（American College of Rheumatology，ACR）1997 年修订的分类标准。为进一步提高 SLE 分类标准的灵敏度和特异度，2019 年欧洲抗风湿病联盟（European League Against Rheumatism，EULAR）和 ACR 基于 1997 年 ACR 制定的 SLE 分类标准，共同推出了 2019 年 EULAR/ACR SLE 分类标准，该标准包括 1 条入围标准、10 个方面、18 条标准，每条标准均需排除感染、恶性肿瘤、药物等原因所致，既往符合某条标准者亦可计分，在每个方面取最高权重得分计入总分，总分 ≥ 10 分可分类为 SLE。针对新标准的验证队列研究显示,2019 年 EULAR/ACR SLE 分类标准、2012 年系统性狼疮国际合作组(Systemic Lupus International Collaborating Clinics,SLICC)分类标准、1997 年 ACR SLE 分类标准的灵敏度分别为 96%、97%、83%,特异度分别为 93%、84%、93%,2019 年 EULAR/ACR 的 SLE 分类标准的灵敏度与特异度均最优;针对新标准的诊断准确性研究显示,在成人 SLE 患者中,2019 年 EULAR/ACR、2012 年 SLICC、1997 年 ACR SLE 分类标准的灵敏度分别为 93%、100%、83.0%,特异度分别为 73%、75%、82%,显示成人 SLE 中 2012 年 SLICC 分类标准相对最优。但上述 2 个分类标准仍需要在我国儿童 SLE 患者中验证其适用性。

## 【治疗原则】

SLE 的治疗原则为早期、个体化治疗,最大程度地延缓疾病进展,降低器官损害,改善预后。SLE 治疗的短期目标为控制疾病活动、改善临床症状,达到临床缓解或可能达到的最低疾病活动度;长期目标为预防和减少复发,减少药物不良反应,预防和控制疾病所致的器官损害,实现病情长期持续缓解,降低病死率,提高患者的生活质量。

1. **一般治疗**　加强患儿及家长宣传教育,适当休息,合理营养,谨防感染,防晒(阳光暴露时需要外用防晒霜),注意学龄期和青春期儿童心理状况、学习情况和睡眠质量的评估及干预。

2. **糖皮质激素**(glucocorticoid,GC)

(1)轻型 SLE(重要靶器官未受累):首选非甾体抗炎药、抗疟药等,面部皮肤病变可短期外用 GC,如超过 1 周无效,可口服低剂量 GC,泼尼松<0.5mg/(kg·d)

或<7.5mg/d,若>0.35mg/(kg·d)的GC治疗超过3个月,需加用其他免疫抑制剂。

(2)中型SLE(重要脏器受累但程度较轻):①诱导缓解阶段,足量口服,如泼尼松1.5~2mg/(kg·d),最大剂量60mg/d,3~4周;②巩固维持阶段,每2周减5mg/d,减至40mg/d后改为每4周减5mg/d,减至20mg/d后改为每4周减2.5mg/d,减至5mg/d维持。

(3)重型SLE(重要脏器受累且程度重):①诱导缓解阶段,足量口服,如泼尼松1.5~2mg/(kg·d),最大剂量60mg/d,4~6周,或大剂量甲泼尼龙冲击,每日15~30mg/kg(每日最大剂量为500mg),连用3天为1疗程,每周冲击1疗程,一般冲击1~2疗程,冲击间隔期及冲击后口服足量GC,诱导缓解阶段共4~6周;②巩固维持阶段,同中型SLE。

3. **羟氯喹**　SLE的基础用药,常用剂量为4~6mg/(kg·d),口服总剂量不超过400mg/d,使用前需完善眼科检查,关注眼底和视野,并且在使用过程中亦需定期眼科随诊复查。

4. **免疫抑制剂**

(1)轻型SLE:一般不需要加用免疫抑制剂,有关节症状可加用甲氨蝶呤(methotrexate,MTX);若泼尼松>0.35mg/(kg·d)使用超过3个月,则需加用免疫抑制剂,如吗替麦考酚酯(mycophenolate mofetil,MMF)。

(2)中型SLE:若泼尼松>0.35mg/(kg·d)使用超过3个月,或GC减量过程中,病情不稳定,则加用免疫抑制剂治疗,如环磷酰胺(cyclophosphamide,CTX)、硫唑嘌呤、MTX、MMF、环孢素A、他克莫司等。

(3)重型SLE:需联合使用免疫抑制剂治疗,如

CTX、MMF、环孢素 A、他克莫司等;危重病例需联合 CTX 冲击治疗。

**5. 非甾体抗炎药**(nonsteroidal anti-inflammatory drugs,NSAIDs) 用于轻型 SLE 的关节症状。

**6. 生物制剂** 用于难治性重症 SLE,或不能耐受 GC 及免疫抑制剂者,利妥昔单抗 375mg/m²,每周 1 次,共 4 次。也可与常规治疗联合,适用于在常规治疗基础上病情仍有活动的患儿。贝利尤单抗,10mg/(kg·次),前 3 次每 2 周给药 1 次,之后每 4 周给药 1 次。

**7. 其他治疗** 包括 IVIg、降压等对症治疗,对于危重 SLE 患儿或不能耐受其他药物治疗,或其他药物治疗无效者,可应用血浆置换。

**8. 定期随访** 轻型 SLE 每 3 个月随访 1 次,中型及重型 SLE 诱导缓解阶段每月随访 1 次,巩固维持阶段每 3 个月随访 1 次,稳定期每 6~12 个月随访 1 次。

## 【医嘱举例】

**现病史**:患儿女,12 岁,主诉"面部红斑 1 个月,关节肿痛 2 周,眼睑水肿 1 周"。

**家族史**:患儿表妹诊断 SLE。

**查体**:患儿体重 40kg,身高 153cm。面部蝶形红斑,眼睑水肿,口腔数个大米粒大小溃疡,心、肺、腹部查体(−),双膝、双踝关节肿胀、压痛,神经系统查体(−)。

**辅助检查**:血红蛋白降低、抗核抗体(antinuclear antibody,ANA)(+)、抗 ds-DNA(+)、抗 Sm 抗体(+),尿蛋白>3.5g/24h,补体低,血沉快。

**临时医嘱**

常规：血常规、C反应蛋白、尿常规＋沉渣、便常规＋潜血、肝功能、肾功能、血脂全项、胸部X线检查、心电图、肝胆胰脾双肾超声；巨细胞病毒（cytomegalovirus, CMV）PP65抗原（CMV-PP65）、T-SPOT.TB、TORCH筛查、CMV-DNA、EB病毒（Epstein-Barr virus, EBV）-DNA、肺炎支原体抗体、肺炎衣原体检测。

疾病活动性评估：血沉、补体、ANA 17项（包括ANA、抗ds-DNA抗体、抗Sm抗体等）。

系统评估：狼疮抗凝物、抗磷脂抗体6项、Coombs试验、胸部高分辨率CT（肺部受累时）、肺功能、超声心动图、24小时尿蛋白定量、网织红细胞（首诊或必要时）、腰椎穿刺、脑脊液常规、脑脊液生化、脑脊液细菌涂片、头颅MRI、关节超声、眼科会诊、肾脏穿刺活检（尿蛋白＞3.5g/24h）。

**长期医嘱**

儿科护理，q.d.

普通饮食

测血压、心率，q.d.

如肾脏穿刺活检病理类型为Ⅲ或Ⅳ型，增生病变显著时，可应用冲击治疗：

（1）甲泼尼龙：15~30mg/（kg·d）（≤500mg，患儿40kg，可应用500mg），q.d., i.v.gtt.×3天为1疗程，每周冲击1疗程，一般冲击2疗程，用药时心电监护，奥美拉唑静脉输液抑酸保护胃黏膜；冲击间隔期口服足量GC。

（2）环磷酰胺：8~12mg/（kg·d）（≤500mg，患儿

40kg,可应用 400mg)(溶于 200ml 生理盐水),q.d.,i.v.gtt.×2 天为 1 疗程,2 周冲击 1 疗程。一般冲击 6 疗程后,根据病情可继续 1 月冲击 1 疗程,再冲击 3 疗程后换用其他免疫抑制剂,或 6 疗程后直接换用其他免疫抑制剂。CTX 累计总量 ≤ 200mg/kg,CTX 冲击时注意水化[水化液剂量 20ml/(kg·d)]。

冲击间隔期及冲击后足量激素口服:泼尼松(甲泼尼龙冲击当日停用),2mg/(kg·d)(≤ 60mg/d),q.d.,p.o.。

羟氯喹,4~6mg/(kg·d)(≤ 0.4g/d),p.o.,q.d.

碳酸钙(相当于元素钙 1 000~1 200mg/d),p.o.,b.i.d.

维生素 D,600~800IU/d,p.o.,q.d.

6 疗程或 9 疗程 CTX 冲击治疗后可换用 MMF,20~40mg/(kg·d)(≤ 2g/d),p.o.,b.i.d.。

## 备 注

**1. 1997 年 ACR 的 SLE 分类标准**　①颊部红斑;②盘状红斑;③光过敏;④口腔溃疡;⑤关节炎(≥ 2 个以上外周关节,伴肿痛或积液);⑥浆膜炎(胸膜炎、心包炎);⑦肾脏病变(尿蛋白>0.5g/24h 或持续尿蛋白 ≥(+++),或红细胞、颗粒或混合管型);⑧神经系统异常(抽搐、精神症状);⑨血液系统异常(溶血性贫血伴网织红细胞增多,或白细胞计数<4×10^9/L,或淋巴细胞计数<1.5×10^9/L,或血小板计数<100×10^9/L);⑩免疫学异常(抗 ds-DNA 抗体阳性,或抗 Sm 抗体阳性,或抗心磷脂抗体阳性/狼疮抗凝物阳性);⑪抗核抗体阳性。符合上述 4 条或 4 条以上,除外感染性疾病、肿瘤、其他风湿免疫病,可诊断 SLE。

## 2. 2012 年系统性狼疮国际合作组(SLICC)分类标准

(1) 临床标准：①急性或亚急性皮肤型狼疮；②慢性皮肤型狼疮；③口鼻部溃疡；④脱发；⑤关节炎；⑥浆膜炎(胸膜炎和心包炎)；⑦肾脏病变(尿蛋白 - 肌酐比值>0.5mg/mg，或尿蛋白定量>0.5g/24h，或有红细胞管型)；⑧神经病变(癫痫、精神病、多发性单神经炎、脊髓炎、外周或脑神经病变、急性精神混乱状态)；⑨溶血性贫血；⑩至少 1 次白细胞减少($<4\times10^9$/L)或淋巴细胞减少($<1\times10^9$/L)；⑪至少 1 次血小板减少($<100\times10^9$/L)。

(2) 免疫学标准：①抗核抗体阳性；②抗 ds-DNA 抗体阳性(ELISA 方法需 2 次阳性)；③抗 Sm 抗体阳性；④抗磷脂抗体阳性(狼疮抗凝物阳性，或梅毒血清学试验假阳性，或抗心磷脂抗体中高水平阳性，或 $\beta_2$ 糖蛋白 -1 阳性)；⑤补体(C3、C4 或 CH50)降低；⑥直接抗球蛋白试验(直接 Coombs 试验)阳性(无溶血性贫血)。

(3) 确诊标准：满足上述 4 项标准，包括至少 1 项临床标准和 1 项免疫学标准；或肾活检证实狼疮肾炎，同时 ANA 阳性或抗 ds-DNA 阳性。

### 3. 2019 EULAR/ACR 系统性红斑狼疮分类标准

(1) 入围标准：ANA 滴度曾 ≥1∶80(HEp-2 细胞方法)，①如果不符合，不考虑 SLE 分类；②如果符合，进一步参照附加标准。

(2) 附加标准说明：①如果该标准可以被其他比 SLE 更符合的疾病解释，不计分；②标准至少 1 次出现就足够；③ SLE 分类标准要求至少包括 1 条临床分类标准以及总分 ≥10 分可诊断；④所有的标准不需要同时发生；⑤在每个定义维度，只计算最高分。

（3）临床分类标准及权重（表 3-1）

表 3-1　2019 EULAR/ACR 系统性红斑狼疮
临床分类标准及权重

| 标准 | 权重（分值） |
| --- | --- |
| **全身状态** | |
| 发热 >38.3℃ | 2 |
| **血液学** | |
| 白细胞减少症 <4 000/mm³ | 3 |
| 血小板减少症 <100 000/mm³ | 4 |
| 溶血性贫血 | 4 |
| **神经精神症状** | |
| 谵妄 | 2 |
| 精神错乱 | 3 |
| 癫痫 | 5 |
| **皮肤黏膜病变** | |
| 非瘢痕性脱发 | 2 |
| 口腔溃疡 | 2 |
| 亚急性皮肤狼疮或盘状狼疮 | 4 |
| 急性皮肤狼疮 | 6 |
| **浆膜炎** | |
| 胸膜或心包渗出液 | 5 |
| 急性心包炎 | 6 |
| **肌肉骨骼症状** | |
| 关节受累 | 6 |
| **肾脏病变** | |
| 尿蛋白 >0.5g/24h | 4 |
| 肾脏病理 WHO Ⅱ 或 Ⅴ 型狼疮肾炎 | 8 |
| 肾脏病理 WHO Ⅲ 或 Ⅳ 型狼疮肾炎 | 10 |

(4)免疫学分类标准及权重(表 3-2)

**表 3-2 2019 EULAR/ACR 系统性红斑狼疮**
**免疫学分类标准及权重**

| 标准 | 权重(分值) |
| --- | --- |
| **抗磷脂抗体** | |
| 抗心磷脂抗体 /$\beta_2$ 糖蛋白 -1/ 狼疮抗凝物,1 项及以上阳性 | 2 |
| **补体** | |
| 补体 C3 或 C4 下降 | 3 |
| 补体 C3 和 C4 下降 | 4 |
| **SLE 特异性抗体** | |
| 抗 ds-DNA 抗体或抗 Sm 抗体阳性 | 6 |

### 4. 系统性红斑狼疮疾病活动度评分(SLEDAI)

表 3-3。

**表 3-3 系统性红斑狼疮疾病活动度评分表**

姓名: 性别: 年龄: 病案号: 日期: 年 月 日

| 临床表现(10 天以内) | 积分 | 评分 |
| --- | --- | --- |
| 癫痫发作:最近开始发作,除外代谢、感染、药物所致 | 8 | |
| 精神症状:严重紊乱干扰正常活动,除外尿毒症、药物影响 | 8 | |
| 器质性脑病:智力的改变伴定向力、记忆力或其他智力功能损害并出现反复不定的临床症状;至少同时有以下中的 2 项,感觉紊乱、不连贯的松散语言、失眠或白天瞌睡、精神活动增多或减少,除外代谢、感染、药物所致 | 8 | |
| 视觉受损:SLE 视网膜病变,除外高血压、感染、药物所致 | 8 | |
| 脑神经异常:累及脑神经的新出现的感觉、运动神经病变 | 8 | |

续表

| 临床表现(10天以内) | 积分 | 评分 |
|---|---|---|
| 狼疮性头痛:严重持续性头痛,麻醉性止痛药无效 | 8 | |
| 脑血管意外:新出现的脑血管意外,应除外动脉硬化 | 8 | |
| 脉管炎:溃疡、坏疽、有触痛的手指小结节、甲周碎片状梗死、出血或经活检、血管造影证实 | 8 | |
| 关节炎:2个以上关节痛和炎症体征(压痛、肿胀、渗出) | 4 | |
| 肌炎:近端肌痛或无力伴肌酸激酶(CK)/醛缩酶升高,或肌电图改变或活检证实 | 4 | |
| 管型尿:血红蛋白管型、颗粒管型或红细胞管型 | 4 | |
| 血尿:>5个红细胞/高倍镜视野(HP),除外结石、感染和其他原因 | 4 | |
| 蛋白尿:>0.5g/24h,新出现或近期增加 | 4 | |
| 脓尿:>5个白细胞/HP,除外感染 | 4 | |
| 脱发:新出现或复发的异常斑片状或弥散性脱发 | 2 | |
| 新出现皮疹:新出现或复发的炎症性皮疹 | 2 | |
| 黏膜溃疡:新出现或复发的口腔或鼻黏膜溃疡 | 2 | |
| 胸膜炎:胸膜炎性胸痛伴胸膜摩擦音、渗出或胸膜肥厚 | 2 | |
| 发热:>38℃,需除外感染因素 | 1 | |
| 血小板减少:<100×10⁹/L | 1 | |
| 白细胞减少:<3×10⁹/L,需除外药物因素 | 1 | |

SLEDAI-2000积分对SLE病情的判断:　　　总分:

　0~4分基本无活动

　5~9分轻度活动

　10~14分中度活动

　≥15分重度活动

## 5. 体表面积计算公式

≤30kg,体表面积(m²)=体重(kg)×0.035+0.1。

>30kg,体表面积(m²)=[体重(kg)-30]×0.02+1.05。

# 第二节　IgA 相关性血管炎

## 【疾病概述】

IgA 相关性血管炎(IgA-associated vasculitis, IgAV)又称为过敏性紫癜(Henoch-Schönlein purpura, HSP),是以小血管炎为主要病理改变的全身炎性疾病。临床表现:双下肢对称性紫癜、关节肿痛、腹痛、蛋白尿、血尿,血小板计数正常。多发于学龄前和学龄期男孩。多数呈良性自限性过程。诊断标准(欧洲抗风湿病联盟和欧洲儿科风湿病学会制定):可触性皮疹(必要条件)+以下任 1 条,①弥漫性腹痛;②任何部位活检示 IgA 沉积;③关节炎/关节痛;④肾脏受损表现(血尿和/或蛋白尿)。

## 【治疗原则】

1. **一般治疗**　卧床休息,控制感染。

2. **皮疹**　单纯皮疹通常不需要治疗干预,也可给予维生素 C 口服,皮疹反复超过 2 个月可用雷公藤。

3. **腹痛**　轻症可进食少量少渣易消化食物,泼尼松 1~2mg/(kg·d)(最大 60mg/d)治疗 1~2 周后开始减量。严重腹痛暂禁食水、补液,静脉给予氢化可的松琥珀酸钠 5~10mg/(kg·次),q.4h.~q.8h.,或甲泼尼龙 5~10mg/(kg·d),分 1~2 次。腹痛控制后可进食水,改为口服等效剂量泼尼松(最大 60mg/d)治疗,并逐渐减量,总疗程 2~4 周。

**4. 关节症状** 可使用 NSAIDs 治疗,亦可给予泼尼松 1mg/(kg·d),2 周后减量。

**5. 紫癜肾炎** 肾活检指征:①对于无禁忌证者,尤其是以蛋白尿为主要表现的患儿,应早期行肾活检。②曾有 IgAV 病史,皮疹消退 6 个月后出现尿常规异常者。活检目的是确诊。

(1)孤立性镜下血尿或病理 Ⅰ 级:仅对过敏性紫癜进行相应治疗,镜下血尿未见有明确治疗效果的报道,建议密切监测,延长随访时间。

(2)蛋白尿<25mg/(kg·d) 或病理 Ⅱ a 级:血管紧张素转化酶抑制剂(angiotensin converting enzyme inhibitors,ACEI) 和 / 或血管紧张素受体拮抗剂(angiotensin receptor blocker,ARB)。ACEI 常用贝那普利口服 5~10mg/d,ARB 常用氯沙坦口服 25~50mg/d。

(3)中度蛋白尿[ 25~50mg/(kg·d)]或病理 Ⅱ b、Ⅲ a 级,血清白蛋白水平>25g/L:ACEI 和 / 或 ARB+泼尼松口服 0.5~1.0mg/(kg·d),q.d.,4 周后减量,疗程 3~6 个月,必要时联合 MMF 治疗。

(4)肉眼血尿伴肾病水平蛋白尿[ >50mg/(kg·d)]、肾病综合征型或病理 Ⅲ b、Ⅳ 级,血清白蛋白>25g/L:ACEI 和 / 或 ARB+ 甲泼尼龙、CTX 双冲治疗,2 疗程甲泼尼龙冲击治疗后序贯泼尼松口服 1.5~2.0mg/(kg·d),q.d.,4 周后减量为隔日顿服,维持期可选择硫唑嘌呤、环孢素 A 或 MMF 等免疫抑制剂治疗。

(5)急进性肾炎或病理有大量新月体、重度系膜增生及炎症细胞浸润,血管祥坏死或病理Ⅳ、Ⅴ级:甲泼尼龙+CTX 联合冲击治疗,甲泼尼龙冲击可重复 1~3 个疗程,序贯泼尼松口服 1.5~2.0mg/(kg·d),q.d.,4~8 周后减量,疗程 12~18 个月。

(6)估算肾小球滤过率<30ml/(min·1.73m²),病理Ⅵ级(除外新月体型紫癜肾炎伴肾功能迅速恶化):不建议 GC 及免疫抑制剂治疗。

**6. 抗凝和/或抗血小板治疗**　肝素 250U/kg,皮下注射,b.i.d.,双嘧达莫 10mg/(kg·d),口服,分 3 次,与阿司匹林合用时可减少剂量,1~2mg/(kg·d)。

**7. 随访**　3~5 年。皮疹可反复出现,若无其他系统受累,可继续观察。需长期定期监测尿常规和血压。

## 【医嘱举例】

**现病史**:患儿男,7 岁,主诉"发现双下肢出血点 1 天,腹痛半小时"。1 天前出现双下肢紫癜样皮疹,无牙龈出血、鼻衄,半小时前出现腹痛,无发热、腹泻、呕吐,无关节疼痛。

**既往史**:2 周前有"上呼吸道感染"病史。

**查体**:体重 25kg。双下肢对称性紫癜样皮疹,突出皮面,压之不褪色,关节伸侧居多,心肺查体(−),脐周压痛,未触及包块,无反跳痛、肌紧张,无关节肿痛。

**辅助检查**:血小板正常;尿常规示尿蛋白(++),尿潜血(+),24 小时尿蛋白 0.75g;便潜血(+);腹部超声无急腹症提示。

### 临时医嘱

如门诊已完善部分检查,则酌情增减。

常规：血常规、C反应蛋白、尿常规+沉渣、便常规+潜血、肝功能、肾功能、血脂全项、胸部X线检查、心电图、肝胆胰脾超声、泌尿系超声、结核菌素纯蛋白衍生物（tuberculin purified protein derivative，PPD）试验。

疾病相关评估：血沉、免疫球蛋白、补体、ANA+抗ds-DNA抗体、24小时尿蛋白、立位腹部平片、肠道超声、肾脏穿刺活检（p.r.n.）。

## 长期医嘱

儿科护理，q.d.

禁饮食

血压、心率监护，q.d.

氢化可的松琥珀酸钠
5~10mg/（kg·次）     i.v.gtt.，q.4h.~q.8h.
5%葡萄糖注射液或者
生理盐水注射液200ml

贝那普利10mg/d，p.o.，q.d.

待患儿腹部状况好转并恢复进食后，停用氢化可的松琥珀酸钠，序贯泼尼松，25mg，p.o.，q.d.

碳酸钙600mg，p.o.，b.i.d.

维生素D 700IU/d，p.o.，q.d.

## 备 注

**1. 紫癜肾炎诊断标准** 在过敏性紫癜病程6个月内，出现血尿和/或蛋白尿。血尿标准为肉眼血尿或镜下血尿。蛋白尿标准为满足以下任1项：①1周内3次尿常规蛋白阳性；②24小时尿蛋白定量>150mg；③1周内3次尿微量白蛋白高于正常值。

**2. 紫癜肾炎病理分级(2000 年中华医学会儿科学分会肾脏病学组制定)** ①Ⅰ级,肾小球轻微异常;②Ⅱ级,单纯系膜增生,a. 局灶/节段,b. 弥漫性;③Ⅲ级,系膜增生,伴有<50% 的肾小球新月体形成/节段性病变,a. 局灶/节段,b. 弥漫性;④Ⅳ级,系膜增生,伴有 50%~75% 的肾小球新月体形成/节段性病变,a. 局灶/节段,b. 弥漫性;⑤Ⅴ级,系膜增生,伴有>75% 的肾小球新月体形成/节段性病变,a. 局灶/节段,b. 弥漫性;⑥Ⅵ级:膜增生性肾小球肾炎。

# 第三节　幼年型特发性关节炎

## 【疾病概述】

幼年型特发性关节炎(juvenile idiopathic arthritis, JIA)是以慢性关节滑膜炎为主要特征的一种全身性疾病。2001 年国际风湿病学会联盟将 16 岁以下不明原因持续 6 周及以上的关节肿胀、疼痛、活动受限,除外其他疾病的一类疾病归为 JIA。除外标准:①银屑病或一级亲属患银屑病;②男孩 6 岁以上起病,HLA-B27 阳性;③强直性脊柱炎、肌腱附着点炎症、炎症性肠病性关节炎、Reiter 综合征、急性前色素膜炎,或一级亲属患以上任一疾病;④类风湿因子 IgM 2 次阳性,间隔 3 个月以上;⑤全身型 JIA 表现。

JIA 分型标准如下。

(1)全身型 JIA:1 个或以上关节炎,同时或之前发热至少 2 周,其中连续弛张热至少 3 天,伴随以下至少 1 项,①短暂、非固定的红斑样皮疹;②全身淋巴结肿大;③肝脾大;④浆膜炎。除外上述除外标准的①②③④。

(2) 少关节型 JIA:起病 6 个月内 1~4 个关节受累,分持续性和扩展性。整个病程受累关节数 ≤ 4 个为持续性,起病 6 个月以后受累关节数 ≥ 5 个为扩展性。除外上述除外标准的①②③④⑤。

(3) 多关节型 JIA(类风湿因子阴性型):起病 6 个月内 5 个或以上关节受累,类风湿因子阴性,除外上述除外标准的①②③④⑤。

(4) 多关节型 JIA(类风湿因子阳性型):起病 6 个月内 5 个或以上关节受累,起病 6 个月内 2 次以上类风湿因子阳性,且间隔至少 3 个月,除外上述除外标准的①②③⑤。

(5) 银屑病性 JIA:关节炎合并银屑病,或合并以下至少 2 项,①指 / 趾炎;②指甲凹陷或脱离;③一级亲属有银屑病。除外上述除外标准的②③④⑤。

(6) 与附着点炎症相关的 JIA:关节炎合并附着点炎症,或伴有以下至少 2 项,①现在或曾经有骶髂关节压痛和 / 或炎症性腰骶部疼痛;② HLA-B27 阳性;③男孩 6 岁以上起病;④急性或症状性前色素膜炎;⑤一级亲属有强直性脊柱炎、与附着点炎症相关的关节炎、炎症性肠病性关节炎、Reiter 综合征、急性前色素膜炎。除外上述除外标准的①④⑤。

(7) 未分类 JIA:不符合上述分类或符合上述 2 项以上分类的关节炎。

## 【治疗原则】

控制疾病活动,防止关节破坏,改善生活质量及心理健康,避免药物毒副反应。

1. **一般治疗**　急性发热时,卧床休息;定期裂隙灯检查;心理辅导。

2. **受累关节 ≤ 4 个(包括持续性少关节型、银屑病型、附着点炎症相关型、未分类型)**　均可关节腔内注射 GC。活动度低,且无预后不良因素,初始给予 NSAIDs [布洛芬 30~40mg/(kg·d),p.o.,q.8~12h.];活动度高或有预后不良因素者给予 MTX(7.5~10mg/m$^2$,p.o.,q.w.+ 次日叶酸 2.5~5mg,p.o.,q.w.)。以上治疗 3 个月仍为中高度活动且有预后不良因素,给予生物制剂(用法详见下文)。

3. **受累关节 ≥ 5 个(包括进展性少关节型、多关节型、附着点炎症相关型、未分类型)**　初始改善病情的抗风湿药优于 NSAIDs 单药治疗,改善病情的抗风湿药可选 MTX 或来氟米特 [0.3mg/(kg·d),p.o.],1~3 个月仍高度活动,给予生物制剂(用法详见下文)。2019 ACR 指南更强调达标治疗,对于活动性多关节型幼年型特发性关节炎(pJIA)治疗后处于低疾病活动度的患者,新版指南推荐其应升级治疗;同时伴高风险因素的患者,生物制剂应作为初始治疗药物(图 3-1 见文末折页)。

4. **全身型幼年型特发性关节炎(sJIA)**　疾病初期可单独使用 NSAIDs 治疗,sJIA 明确诊断或 NSAIDs 治疗 1~2 周后无效者,可选择口服 GC,如泼尼松 1.5~2.0mg/(kg·d),最大剂量 60mg,当系统症状严重或可能发生巨噬细胞活化综合征(macrophage activation syndrome,MAS)时,可静脉应用甲泼尼龙冲击治疗 15~30mg/(kg·d),最大剂量不超过 1g/d,连续 3 天后改为足量 GC 口服,治疗 2~4 周后根据病情评估结果逐渐减少 GC 剂量至最低可接受剂量。生物制剂是治疗 sJIA 的一类重要药物,可依据病情活动评估结果(医生整体评价>5 分,有活动性关节炎>4 个)选用。常用的改善病情的抗风湿药包括,① MTX:10~15mg/m², p.o., q.w., 24 小时后服用叶酸 5mg;②来氟米特:体重<20kg, 10mg, p.o., q.o.d.;体重 20~40kg, 10mg, p.o., q.d.;体重>40kg, 10~20mg, p.o., q.d.;③沙利度胺:2.5~5mg/(kg·d), p.o., q.n.;④其他:还包括环孢素、MMF、CTX 等。2013 ACR 指南根据有无全身活动特点,将 sJIA 分为具有全身症状合并关节炎表现的 sJIA、不具有全身症状合并关节炎表现的 sJIA,该建议将 AJC(活动性关节炎数目)和 MD global(临床医师在 0~10cm 的标尺上进行病情评估,0 分为疾病无活动,10 分为疾病状况十分严重)2 个指标组合作为临床治疗的参照。具体治疗建议详见图 3-2、图 3-3(见文末折页)。

**5. 理疗及康复治疗**  保护关节活动,维持肌肉强度。

**6. 生物制剂**  用于治疗 JIA 的生物制剂包括白介素(interleukin, IL)-1 受体拮抗剂、IL-6 受体拮抗剂、肿瘤坏死因子(tumor necrosis factor, TNF)-α 拮抗剂等,目前国内 IL-1 受体拮抗剂正在开展临床试验,已投入临床使用的 IL-6 受体拮抗剂和 TNF-α 拮抗剂包括,①阿达木单抗:10kg<体重<30kg, 20mg, q.2w., 皮下注射;体重>30kg, 40mg, q.2w., 皮下注射。②英夫利昔单抗:3~6mg/(kg·次),静脉输注,最大 10mg/(kg·次),0 周、2 周、6 周及以后每隔 8 周使用,总疗程 6~12 个月。③依那西普:0.8mg/(kg·次), q.w., 皮下注射。④托珠单抗:8~12mg/(kg·次),静脉滴注,体重不足 10kg 按 10kg 计算,10kg<体重≤20kg 按 20kg 计算,以此类推,q.4w.。上述生物制剂使用后仍高度活动,或有预后不良因素,可试用利妥昔单抗治疗,375mg/(m²·次),q.4w.。

## 【医嘱举例】

**现病史:** 患儿男,5 岁,主诉"反复发热伴皮疹、关节肿痛 8 个月"。热退疹退,经验性抗感染治疗无效。多次 EBV、CMV、结核分枝杆菌筛查和血培养等各种病原学检查均阴性。骨髓涂片检查提示感染性骨髓象。外院诊断 sJIA,已加用足量激素(泼尼松 50mg,q.d.)及 MTX(10mg,q.w.)治疗,激素减量至 20mg q.d. 后病情复发。

**查体:** 体重 25kg,体温 39℃,散在红斑样皮疹,心、肺、腹部查体(-),双膝、双踝关节肿胀、压痛。

**辅助检查:** CRP、血沉、铁蛋白高,抗链球菌溶血素 O(anti-streptolysin O,ASO)试验(-)。

### 临时医嘱

常规:血常规、C 反应蛋白、尿常规 + 沉渣、便常规 + 潜血、肝功能、肾功能、血脂全项、胸部 X 线检查、心电图、肝胆胰脾双肾超声、PPD 试验。

疾病相关评估:CMV-PP65,T-SPOT.TB,TORCH 筛查,CMV-DNA,EBV-DNA,肺炎支原体检测,肺炎衣原体检测,血培养,咽拭子培养,血沉,ANA,类风湿因子,ASO,HLA-B27,类风湿关节炎抗体 3 项(AKA、APF、CCP),血清铁蛋白,骨髓穿刺 + 骨髓涂片检查,关节超声,关节 X 线检查,Coombs 试验,网织红细胞,超声心动图(p.r.n.)(以上检查如门诊已完善则酌情选择)。

治疗:布洛芬悬浮液 8ml,p.o.,t.i.d.。

## 长期医嘱

儿科护理,q.d.

普通饮食

测体温,q.8h.

泼尼松 20mg,p.o.,q.d.

甲氨蝶呤 10mg,p.o.,q.w.(口服甲氨蝶呤的次日服用叶酸 5mg)

阿达木单抗 20mg,i.h.,q.2w.

碳酸钙 $D_3$ 600mg(相当于元素钙 1 000~1 200mg/d),p.o.,b.i.d.

维生素 D 600~800IU/d,p.o.,q.d.

## 备 注

1. 受累关节数 ≤4 个,预后不良因素和疾病活动度判断。

(1)预后不良因素,满足以下任意 1 条:①髋关节炎或颈椎关节炎;②踝关节炎或腕关节炎,伴炎症指标升高;③影像学有骨质侵蚀或关节间隙缩小。

(2)疾病活动度:①低度,符合以下全部,a. 1 个以下活动性关节炎;b. 血沉和 CRP 正常;c. 医师整体评估疾病活动,直观类比量表(visual analog scale,VAS)评分<3/10;d. 患儿 / 家长整体评估疾病状况,VAS 评分<2/10。②中度,不符合低或高度活动标准。③高度,符合以下 3 项,a. ≥2 个活动性关节炎;b. 血沉或 CRP 高于正常上限 2 倍;c. 医师整体评估疾病活动,VAS 评分 ≥7/10;d. 患儿 / 家长整体评估疾病状况,VAS 评分 ≥4/10。

2. 受累关节数≥5个,预后不良因素和疾病活动度判断。

(1)预后不良因素,满足以下任意1条:①髋关节炎或颈椎关节炎;②类风湿因子阳性或抗环瓜氨酸肽抗体阳性;③影像学有骨质侵蚀或关节间隙缩小。

(2)疾病活动度:①低度,符合以下全部,a. 4个以下活动性关节炎;b. 血沉和CRP正常;c. 医师整体评估疾病活动,VAS评分<4/10;d. 患儿/家长整体评估疾病状况,VAS评分<2/10。②中度,不符合低或高度活动标准。③高度,符合以下3项,a.≥8个活动性关节炎;b. 血沉或CRP高于正常上限2倍;c. 医师整体评估疾病活动,VAS评分≥7/10;d. 患儿/家长整体评估疾病状况,VAS评分≥4/10。

3. 全身型无关节症状,预后不良因素和疾病活动度判断。

(1)预后不良因素:6个月内发热、炎症指标升高或需全身GC治疗。

(2)疾病活动度:①低度,发热,医师整体评估疾病活动,VAS评分<7/10。②高度,发热、明显的浆膜炎,医师整体评估疾病活动,VAS评分≥7/10。

4. 全身型有关节症状疾病活动度判断。①低度:符合以下全部,a. 4个以下活动性关节炎;b. 血沉和CRP正常;c. 医师整体评估疾病活动,VAS评分<4/10;d. 患儿/家长整体评估疾病状况,VAS评分<2/10。②中度:不符合低或高度活动标准。③高度:符合以下3项,a.≥8个活动性关节炎;b. 血沉或CRP高于正常上限2倍;c. 医师整体评估疾病活动,VAS评分≥7/10;d. 患儿/家长整体评估疾病状况,VAS评分≥5/10。

# 第四节 风 湿 热

## 【疾病概述】

风湿热是 A 族溶血性链球菌咽峡炎后的免疫性疾病。临床表现：发热、心肌炎、游走性关节炎、风湿性舞蹈症、皮下结节、环形红斑等。慢性反复发作可导致风湿性心脏瓣膜病变。诊断依据：1992年 Jones 诊断标准，有链球菌感染证据 +2 项主要表现 /1 项主要表现伴 2 项次要表现，可诊断风湿热。主要表现包括：①心肌炎；②游走性多发性关节炎；③风湿性舞蹈症；④环形红斑；⑤皮下结节；次要标准包括：①发热；②关节痛；③风湿热既往史；④血沉增快，CRP 阳性，白细胞增多，贫血；⑤ PR 间期延长，QT 间期延长。

## 【治疗原则】

清除链球菌感染，去除诱发风湿热的病因，控制临床症状，使心肌炎、关节炎、风湿性舞蹈症及风湿热症状迅速缓解，解除风湿热带来的痛苦，处理各种并发症，提高患者身体素质和生活质量，延长寿命。

1. **休息** 无心脏受累，卧床 2 周，血沉、体温正常后可逐渐恢复活动；心肌炎无心脏扩大，卧床 4 周；心肌炎伴心脏扩大，卧床 6 周；心肌炎伴心力衰竭，卧床 8 周。

2. **抗生素** 控制链球菌感染，可选择苄星青霉素，体重 27kg 以下，60 万 U/ 次；体重 27kg 以上，

120万 U/次,肌内注射,q.d.,2~4 周。

3. **关节症状** 首选 NSAIDs,阿司匹林 80~100mg/(kg·d),分 3~4 次口服,疗程 6~8 周。

4. **心肌炎治疗** GC 治疗,泼尼松 1~1.5mg/(kg·d),t.i.d.,病情缓解后减量至 10~15mg/d,同时加用阿司匹林治疗,停用激素后 2~3 周停用阿司匹林,总疗程最少 12 周。

5. **风湿性舞蹈症治疗** 避免强光、噪声刺激,可给予丙戊酸治疗。

6. **对症治疗** 心力衰竭者给予强心、利尿、限制液体入量、扩血管等治疗。

7. **预防** 苄星青霉素,体重27kg以下,60万 U/次;体重 27kg 以上,120 万 U/次,肌内注射,q.4w.,最少 5 年,心肌炎者最少 10 年。

## 【医嘱举例】

**现病史**:患儿女,8 岁,主诉"发热、关节肿痛 3 周"。3 周前出现发热,逐渐出现游走性右腕、左膝、左踝关节红肿热痛。发病前半个月曾有咽痛,未诊治。

**查体**:体温 39℃,咽部充血,双侧扁桃体Ⅰ度肿大,躯干及四肢散在环形红斑,心、肺、腹部查体(−),右腕、左膝、左踝关节肿胀、压痛,局部皮肤发红、皮温高。

**辅助检查**:白细胞升高,血沉增快,ASO 明显升高,心电图示 PR 间期延长。

**鉴别诊断**:关节炎需同幼年型特发性关节炎、反应性关节炎、感染性关节炎、结核感染过敏性关节炎等鉴别。

### 临时医嘱

常规:血常规、C 反应蛋白、尿常规 + 沉渣、便常规 + 潜血、肝功能、肾功能、血脂全项、胸部 X 线检查、心肌酶、心电图、肝胆胰脾双肾超声。

疾病相关评估:ASO、咽拭子、CMV-PP65、T-SPOT.TB、TORCH 筛查、CMV-DNA、EBV-DNA、肺炎支原体检测、肺炎衣原体检测、血沉、ANA+ 抗 ds-DNA 抗体、类风湿因子、免疫球蛋白、补体、关节超声、超声心动图。

### 长期医嘱

儿科护理,q.d.

普通饮食

卧床

测体温,q.8h.

苄星青霉素,体重 27kg 以下:60 万 U/ 次,i.m.,q.d.×(2~4)周;体重 27kg 以上:120 万 U/ 次,i.m.,q.d.×(2~4)周

阿司匹林 80~100mg/(kg·d),p.o.,t.i.d.

泼尼松 1.0~1.5mg/(kg·d),p.o.,分 3~4 次;病情缓解后减量至 10~15mg,维持治疗,缓慢减停

### 备注

预防性用药:苄星青霉素,体重 27kg 以下,60 万 U/ 次,i.m.,q.4w.× 至少 10 年;体重 27kg 以上,120 万 U/ 次,i.m.,q.4w.× 至少 10 年。

# 第五节　幼年皮肌炎

## 【疾病概述】

幼年皮肌炎（juvenile dermatomyositis，JDM）是一组以横纹肌和皮肤为主要病变的非化脓性炎症性肌病。临床表现：对称性进行性近端肌无力、肌痛、向阳疹、戈登征，消化道、肺等也可受累。部分患儿可有肺间质纤维化、心肌炎等。女孩略多于男孩，多于5~14岁起病。病因不明。标记性抗体为抗Mi-2抗体。

1975年Bohan和Peter曾提出如下诊断标准：①对称性近端肌无力；②肌酶谱升高（血清肌酸激酶、乳酸脱氢酶、谷草转氨酶、谷丙转氨酶等）；③肌电图示肌源性损害（插入电活动增加，连续正锐波和纤颤电位，运动单元电位平均时限缩短、波幅下降，短时限多相运动电位比例增加，募集反应呈病理干扰相）；④肌活检异常（灶性淋巴细胞浸润，骨骼肌小血管免疫复合物性血管炎，非炎性血管病变区域IgM、C3d和纤维素呈弥漫性，偶呈颗粒状沉积，肌纤维变性和再生，肌束大小不等，愈合阶段坏死区域逐渐被增生的结缔组织和脂肪组织取代）；⑤特征性的皮肤损害（向阳疹，眼睑和面颊紫罗兰色皮疹，伴眶周水肿；Gottron征，掌指关节、指间关节、肘或膝关节伸面，肥厚性淡红色鳄鱼皮样丘疹，或萎缩性色素减退性丘疹）。对于儿童患者，具备⑤＋其他3条以上可确诊；具备⑤＋其他2条可能为JDM；具备

⑤＋其他 1 条为可疑 JDM。

根据目前最新的诊断标准,即 2017 年 EULAR 和 ACR 的新分类标准,将 Bohan-Peter 诊断标准加权积分(表 3-4),使灵敏度和特异度分别提高到 87.7% 和 90.4%。

表 3-4  2017 年 EULAR/ACR 幼年特发性
皮肌炎分类标准

| 临床表现 | 评分 | |
| --- | --- | --- |
| | 有肌肉活检 | 无肌肉活检 |
| **发病年龄** | | |
| 首次症状出现的年龄≥18 岁且<40 岁 | 1.3 | 1.5 |
| 首次症状出现的年龄 ≥ 40 岁 | 2.1 | 2.2 |
| **肌无力** | | |
| 进行性、对称性双上肢近端肌无力 | 0.7 | 0.7 |
| 进行性、对称性双下肢近端肌无力 | 0.8 | 0.5 |
| 颈部屈肌力量比颈部伸肌相对较弱 | 1.9 | 1.6 |
| 在腿部,近端肌肉相对弱于远端肌肉 | 0.9 | 1.2 |
| **皮肤表现** | | |
| 向阳疹 | 3.1 | 3.2 |
| Gottron 丘疹(关节伸展表面红斑或紫罗兰色丘疹,有时呈鳞片状。可能发生在手指关节、肘部、膝盖、踝关节和脚趾上) | 2.1 | 2.7 |
| Gottron 征(关节伸肌表面有红斑至紫红色斑点,不突起于皮面) | 3.3 | 3.7 |
| 其他临床表现 | | |
| 吞咽困难或食管动力障碍 | 0.7 | 0.6 |

续表

| 临床表现 | 评分 | |
|---|---|---|
| | 有肌肉活检 | 无肌肉活检 |
| **实验室检查** | | |
| 存在抗 Jo-1(抗组氨酸 tRNA 合成酶)自身抗体 | 3.9 | 3.8 |
| 血清肌酸激酶(CK)、乳酸脱氢酶(LDH)、谷草转氨酶(AST)、谷丙转氨酶(ALT)水平升高 | 1.3 | 1.4 |
| **肌肉活检特征** | | |
| 单个核细胞在肌纤维周围的肌内膜浸润,但不侵犯肌纤维 | | 1.7 |
| 单个核细胞在肌束膜和 / 或血管周围浸润 | | 1.2 |
| 束周萎缩 | | 1.9 |
| 镶边空泡 | | 3.1 |

诊断为可能的特发性炎症性肌病:5.5~7.5(无肌肉活检)或 6.7~8.7(有肌肉活检);明确的特发性炎症性肌病:≥7.5(无肌肉活检)或 ≥8.7(有肌肉活检);排除特发性炎症性肌病:<5.3(无肌肉活检)或<6.5(有肌肉活检)。但该诊断标准只能用于诊断特发性炎症性肌病,对于成人或儿童亚型的诊断,只能依靠发病年龄进行区分。

## 【治疗原则】

1. **一般治疗**　急性期卧床休息,肢体被动运动;高热量、高蛋白、含钙丰富饮食,补充维生素 D。

2. **糖皮质激素**　①轻度 JDM:建议初始口服泼尼松 1~2mg(/kg·d),晨起顿服,最大剂量 60mg/d,持续 1~2 月,临床症状缓解后逐渐减量,每 2 周减初始剂量的 10%,总疗程不少于 2 年。②中重度 JDM:静脉给予甲泼尼龙 10~30mg/(kg·d) 冲击 3 天,随后改为口服泼尼松 1~2mg/(kg·d),应用 4 周,临床症状改善后逐渐减量,逐渐减至低剂量维持,在随后的 6 个月内,可以根据病情缓解情况,间断予以脉冲式静脉甲泼尼龙冲击。

3. **免疫抑制剂**　首选 MTX,15mg/m$^2$,q.w.,口服,次日口服叶酸。其他免疫抑制剂,如环孢素 A、硫唑嘌呤、CTX、MMF、他克莫司等,用于 MTX 反应不佳者。

4. **人免疫球蛋白**　1~2g/kg,4~6 个月,用于难治性或重症皮肌炎。

5. **生物制剂**　用于难治性或重症皮肌炎,如利妥昔单抗、托珠单抗、英夫利昔单抗等。

6. **血浆置换**　用于危重症。

7. **皮肤病变**　羟氯喹 4~6mg/(kg·d),局部使用 GC,注意防晒。

8. **无肌病性皮肌炎**　监测肌力及肌酶变化,可加用羟氯喹,如合并抗 MDA5 抗体阳性,导致肺间质病变的患者,应给予甲泼尼龙冲击并联合免疫抑制剂治疗。同时注意除外 I 型干扰素相关疾病,严重者可加用利妥昔单抗或试用 Jak 抑制剂。

9. **治疗并发症**　预防感染,病情稳定后积极康复锻炼。

## 【医嘱举例】

**现病史:**患儿女,12 岁,主诉"上睑紫色皮疹、肢体无力 2 周"。无吞咽困难、构音障碍、呼吸困难。

**查体:**上眼睑水肿性暗紫红色斑,双手掌指关节、近端指间关节伸侧鲜红色鳞屑性皮疹,稍高出皮面,心、肺、腹部查体(−)。双上肢近端肌力Ⅳ级,远端肌力Ⅴ级,双下肢近端肌力Ⅳ级,远端肌力Ⅴ级,四肢肌肉压痛,感觉、共济、腱反射(−)。

**辅助检查:** CK升高,肌电图示肌源性损害。

## 临时医嘱

常规:血常规、C反应蛋白、尿常规+沉渣、便常规+潜血、肝功能、肾功能、血脂全项、心电图、肝胆胰脾双肾超声。

疾病相关评估:ANA 17项、CMV-PP65、T-SPOT.TB、TORCH筛查、CMV-DNA、EBV-DNA、肺炎支原体检测、肺炎衣原体检测、血沉、类风湿因子、免疫球蛋白、补体、Coombs试验、网织红细胞、血涂片、甲状腺功能、肌酶、肌炎抗体谱、肌电图、肌活检、肌肉MRI、超声心动图、胸部高分辨率CT、肺功能、关节超声(p.r.n.)、甲襞毛细血管显微镜检查、磁共振全身类弥散加权成像或PET/CT(p.r.n.)。

## 长期医嘱

儿科护理,q.d.

普通饮食

血压、心率监测,q.d.

泼尼松 2mg(/kg·d)(≤60mg/d),p.o.,q.d.

甲氨蝶呤,起始2.5mg,p.o.,q.w.,1周后复查血常规和肝肾功能,若无异常则加至15mg/m² (口服甲氨蝶呤的次日服用叶酸5mg)

碳酸钙 $D_3$ 600mg(相当于元素钙1 000~1 200mg/d),p.o.,b.i.d.

维生素 D 600~800IU/d,p.o.,q.d.

## 备　注

1. 皮肌炎病死率仅次于 SLE,故早期诊断及合理治疗十分重要。影响预后的因素包括:严重皮肤溃疡,胃肠道血管病变,心、肺和中枢神经系统受累等。

2. JDM 的分型依据(表 3-5)

表 3-5　JDM 严重程度分型依据

| 分型 | 依据 |
| --- | --- |
| 轻度 | 轻度肌无力表现(日常活动不受限)、轻度肌酶升高且不伴有重要脏器损害或功能障碍 |
| 中重度 | 具有显著肌无力表现(日常活动明显受限)、肌酶明显升高、伴有脏器受累或以下预后不良因素和高危因素:①皮肤黏膜损伤,突出的全身皮下水肿、黏膜或甲襞毛细血管病、溃疡形成;②肌损伤相关,腭肌和吞咽肌受累、胃肠道血管病、心肌和呼吸肌受累;③皮肤和骨骼肌以外的表现,如间质性肺病;④存在提示预后差的某些肌炎特异性自身抗体阳性 |

# 第六节　川崎病

## 【疾病概述】

川崎病(Kawasaki disease,KD),又称皮肤黏膜淋巴结综合征,是儿童时期一种急性自限性血管炎,以发热、非渗出性结膜炎、口唇及口腔黏膜充血、肢端改变、皮疹和颈部淋巴结病变为临床特征,部分患儿可出现冠状动脉瘤或冠状动脉扩张。

诊断标准:发热 ≥5 天 +4 条主要临床特征可诊断 KD。4 条主要临床特征包括:①多形性皮疹;②手足硬肿或指 / 趾端膜状脱皮;③双侧非渗出性无痛性球结膜充血;④颈部淋巴结肿大,直径 ≥1.5cm;⑤口唇潮红皲裂、草莓舌,口腔黏膜弥漫性发红。

不完全川崎病诊断标准:发热 ≥5 天 + 2~3 条主要临床特征 + 冠状动脉病变或发热 ≥5 天 + 2~3 条主要临床特征 +CRP>30mg/L+ 血沉 >40mm/h+ 以下 6 条中任意 3 条:①白细胞计数 ≥15×10⁹/L;②血小板计数 ≥450×10⁹/L;③贫血;④ ALT 升高;⑤白蛋白 <30g/L;⑥尿白细胞 >10 个 /HP。

## 【治疗原则】

1. IVIg　起病 5~10 天使用,剂量为 2g/kg,静脉滴注。若发病已超过 10 天,但患儿仍发热、冠状动脉异常或炎症指标升高,也应当给予 IVIg 治疗。若初始 IVIg 治疗 ≥36 小时后仍持续发热或再次发热,建议再次应用 IVIg 2g/kg。

2. **大剂量阿司匹林**　30~50mg/(kg·d),p.o.,t.i.d.,热退 3 天后复查 CRP,若明显下降,如 <12mg/L,阿司匹林改小剂量,3~5mg/(kg·d),p.o.,q.d.。若无冠状动脉扩张,小剂量阿司匹林口服至起病后 6~8 周,也有医疗中心主张口服至起病后 3 个月;若有冠状动脉扩张,则要持续口服阿司匹林。

3. **双嘧达莫**　用于血小板升高的患儿,2~6mg/(kg·d),分 3 次口服。

**4. 无反应型** 对于 IVIg ≥ 2 次治疗后仍持续发热,伴有急性炎症表现的患儿,可静脉给予甲泼尼龙 30mg/(kg·d),q.d.×1~3 天。若 IVIg 及激素治疗效果均不佳,可给予英夫利昔单抗 5mg/(kg·d),q.d.×3 天。

## 【医嘱举例】

**现病史:** 患儿男,3 岁,主诉"发热 7 天,口红、眼红 5 天",院外应用"头孢"类抗生素治疗 4 天,症状无缓解。

**查体:** 体温 39℃,全身散在皮疹,双眼结膜充血,口唇及口腔黏膜充血,草莓舌,颈部可及肿大淋巴结,双手手指、双足脚趾硬肿,心、肺、腹部、神经系统查体未见明显异常。

**辅助检查:** CRP、血沉升高,血小板、白细胞计数升高,轻度贫血,冠状动脉超声未见冠脉扩张。

### 临时医嘱

常规:血常规、C 反应蛋白、血沉、尿常规 + 沉渣、便常规 + 潜血、肝功能、肾功能、血脂全项、肝胆胰脾双肾超声。

疾病相关评估:外周血 EB 病毒抗体和 DNA 检测、CMV 抗体、CMV-PP65、咽拭子、血培养、心肌酶、心电图、超声心动图、腰椎穿刺(用于有神经系统症状的患儿)。

药物治疗:人免疫球蛋白 2g/kg,i.v.gtt.。

### 长期医嘱

儿科护理,q.d.
普通饮食

血压、心率监测,q.d.

测体温,q.i.d.

阿司匹林 30~50mg/(kg·d),p.o.,t.i.d.

## 备 注

**1. 随诊**　若无冠状动脉扩张,出院后 1 个月、2 个月、3 个月、6 个月、1 年、2 年、5 年各随诊 1 次。若有冠状动脉扩张,出院后 1 个月、2 个月、3 个月、6 个月,之后每半年随诊 1 次,至 5 年。

**2. 如出现冠状动脉异常**

(1) 仅冠状动脉扩张($2 \leq Z-$ 分数 $<2.5$ 或初始 $<2$,但随访期间下降 $\geq 1$),可在 4~6 周后停用阿司匹林,无须进一步药物治疗,继续随访,如管腔大小恢复正常,可停止长期随访;如果管腔扩张持续存在,则随访 12 个月,然后每 2~5 年随访。

(2) 对于小动脉瘤($2.5 \leq Z-$ 分数 $<5$),建议继续小剂量服用阿司匹林(每日 3~5mg/kg)。阿司匹林不耐受者可选择其他抗血小板药物,如氯吡格雷,一般无需其他药物治疗。如果动脉瘤回缩至正常大小,或仅有冠状动脉扩张,则可停用阿司匹林。对于有持续性小动脉瘤的患者,初始每 6 个月常规随访,然后每年 1 次;每 2~3 年评估诱导型心肌缺血,每 3~5 年可考虑进行血管造影术;如果动脉瘤回缩至正常或仅有扩张,则每 1~3 年常规随访评估;每 3~5 年评估诱导型心肌缺血,如果有诱导型心肌缺血或心室功能不全的证据,则可考虑血管造影术。

(3) 对于中度大小($5 \leq Z-$ 分数 $<10$,绝对大小 $<8mm$)的动脉瘤,建议继续小剂量服用阿司匹林(每日 3~5mg/kg)。即使动脉瘤回缩至正常大小或仅

有扩张,也继续阿司匹林治疗,持续有中度大小动脉瘤的部分高危患者,可考虑双联抗血小板疗法(如阿司匹林 + 氯吡格雷),根据动脉瘤大小(如 7.5 ≤ $Z$-分数 <10)来决定是否使用双联抗血小板疗法。持续有中度动脉瘤的患者应在第 3 个月、6 个月和 12 个月时进行常规随访评估,以后每 6~12 个月随访评估;每 1~3 年评估诱导型心肌缺血,每 2~5 年可考虑血管造影术;如果冠状动脉瘤回缩至小动脉瘤,则每年常规随访评估;每 2~3 年评估诱导型心肌缺血,每 3~5 年可考虑血管造影术;如果动脉瘤回缩至正常或仅有扩张,则每 1~2 年常规随访评估;每 2~4 年评估诱导型心肌缺血,如果有诱导型心肌缺血或心室功能不全的证据,则可考虑血管造影术。

(4)对于大型和巨大型动脉瘤($Z$-分数 ≥ 10,或绝对大小 ≥ 8mm),除了小剂量阿司匹林外,还建议采用低分子量肝素或华法林[国际标准化比值(INR)目标值为 2.0~3.0]进行全身抗凝治疗。冠状动脉瘤(coronary artery aneurysm,CAA)回缩至小或中等大小时,可停用全身抗凝疗法。如果 CAA 回缩至中等大小,则可用双联抗血小板疗法,如阿司匹林 + 氯吡格雷。有持续性大型或巨大型动脉瘤的患者应该在 3 个月、6 个月、9 个月和 12 个月时进行常规随访评估,然后每 3~6 个月评估;每 6~12 个月评估诱导型心肌缺血,12 个月内行基线血管造影术,然后每 1~5 年行监测性血管造影术。如果动脉瘤回缩至中度动脉瘤,则每 6~12 个月常规随访评估;每 1~2 年评估诱导型心肌缺血,每 2~5 年可考虑血管造影术。如果动脉瘤回缩至小动脉瘤,则每 6~12 个月常规随访评估;每 2~3 年评估诱导型心肌缺血,每 3~5 年可考虑血管造影术。如果动脉瘤回缩至正常或仅有扩张,则每 1~2 年常规随访评估;每 2~5 年评估诱导型心肌缺血,每 5 年可考虑血管造影术。

# 第四章　感染性疾病

## 一、流行性感冒

【疾病概述】

流行性感冒简称流感,是由流感病毒引起的急性呼吸道传染病,不分年龄均可受到感染。流感病毒分为甲、乙、丙3型。在我国流行的多为甲型、乙型流感病毒,每年流行的亚型不同。

流感患儿根据病情严重程度的不同可分为单纯发热、合并肺炎、中毒感染、胃肠道感染、中枢神经系统感染等不同表现。确诊需依赖病毒核酸检测。北京协和医院以甲型、乙型流感病毒抗原作为筛查试验。筛查试验需要采集患儿呼吸道黏膜上皮细胞标本,用免疫荧光的方法检测抗原,具有快速、灵敏度高的优点。缺点是易出现假阴性,需要临床医生结合临床症状判断。

【治疗原则】

1. **一般治疗**　卧床休息给予易消化的食物

及充足的水分。对于体液丢失较多的患儿可给予适当补液。如怀疑合并细菌感染可使用有效的抗生素。

2. 如确诊甲型流感病毒,需早期加用抗病毒药物,最好在起病后 48 小时内使用,疗程 5 天(表4-1)。

表 4-1 对流感病毒感染的儿童推荐奥司他韦剂量

| 体重 | 年龄 | 推剂剂量 |
| --- | --- | --- |
| >40kg | ≥ 10 岁 | 75mg/ 次,p.o.,b.i.d. |
| 23~40kg | 6~9 岁 | 60mg/ 次,p.o.,b.i.d. |
| 15~23kg | 3~5 岁 | 45mg/ 次,p.o.,b.i.d. |
| ≤ 15kg | 1~2 岁 | 30mg/ 次,p.o.,b.i.d. |
| | 6~11 个月 | 25mg/ 次,p.o.,b.i.d. |
| 1 岁以下婴幼儿根据年龄 | 3~5 个月 | 20mg/ 次,p.o.,b.i.d. |
| | <3 个月 | 12mg/ 次,p.o.,b.i.d. |

3. 如有甲型流感病毒病例的密切接触史,可考虑酌情使用预防性抗病毒治疗。如为预防甲型流感病毒感染,则剂量减半,疗程 10 天。不主张常规预防,以避免诱发病毒耐药。

4. **主动免疫** 建议在流感流行高发季节易感人群早期接种流感病毒疫苗。

## 【医嘱举例】

**现病史:**患儿男,2 岁,12kg,发热 1 天,伴头痛、肌痛。

**查体:**无皮疹,咽红,双肺呼吸音清,心律齐,未闻及瓣膜杂音,腹平软,肝、脾肋下未及。颈软,无颈抵抗,无脑膜刺激征。

**辅助检查:**血常规示,白细胞计数 $3.29 \times 10^9/L$,淋巴细胞百分比 50.6%,中性粒细胞百分比 35.3%,CRP 13mg/L。甲型、乙型流感病毒抗原筛查(鼻咽拭子)示,甲型流感病毒抗原(+),乙型流感病毒抗原(−)。

### 临时医嘱

血常规、C 反应蛋白
尿常规、便常规
肝功能、肾功能

### 长期医嘱

奥司他韦 30mg/ 次,p.o.,b.i.d.×5 天

### 备　注

1. 如有呼吸道症状可考虑行胸部 X 线检查。
2. 如有神经系统症状考虑行腰椎穿刺检查、颅脑影像学检查。

## 二、麻疹

### 【疾病概述】

麻疹是由麻疹病毒引起的急性出疹性传染病。临床以发热、流涕、咳嗽、麻疹黏膜斑和全身斑丘疹、脱屑后有棕色素沉着为特征。在潜伏期末的 2~3 天至出皮疹后 5 天的麻疹患者均有传染性,通过飞沫或者接触传播。如并发肺炎则传染性延长至初诊后 10 天。麻疹易并发喉炎、气管炎、支气管炎。麻疹也可引起间质性肺炎、麻疹脑炎、结核病活动、维生素 A 缺乏性眼干燥症。

## 【治疗原则】

1. **一般治疗**　预防为主,早发现、早隔离。卧床休息,保持适当的温度、湿度、空气流通。清洗口鼻和眼睛。给予易消化富含营养的食物、补充足够的水分。

2. **对症治疗**　发热时可应用口服退热药,如患儿烦躁可给予一些镇静药物,继发细菌感染时需用抗生素。麻疹时可给予口服大剂量维生素 A,6 个月以下患儿 5 万 U/d、<1 岁 10 万 U/d、1 岁以上 20 万 U/d,共 2 天。

3. **预防治疗**　包括主动免疫和被动免疫。①主动免疫:8 月龄时按时接种麻疹减毒活疫苗是预防麻疹的重要措施。需定期加强免疫。②被动免疫:可在接触麻疹后 5 天内立即肌内注射免疫球蛋白 0.25ml/kg。被动免疫最长维持 8 周。

## 【医嘱举例】

**现病史**:患儿女,3 岁,发热 4 天,皮疹 1 天。患儿 4 天前无诱因出现发热,体温最高达 40℃,发热反复出现。无其他伴随症状。1 天前从颈后部开始出现红色斑丘疹,皮疹逐渐发展到躯干及四肢,不疼不痒,略高于皮面,疹间皮肤正常。

**查体**:体重 15kg,可见咽红,颊黏膜可见麻疹黏膜斑。双肺呼吸音清,心律齐,各瓣膜听诊区未闻及杂音。颈部软,无抵抗,脑膜刺激征(-),双侧病理征(-)。

**临时医嘱**

血常规、C 反应蛋白
尿常规、便常规

肝功能、肾功能

麻疹病毒血清特异性 IgM 抗体检测（出疹后 3 天~4 周内采血）

麻疹病毒血清特异性 IgG 抗体（需要 4 周后双份血清检测）

适当补液

胸部 X 线检查,p.r.n.(如有呼吸道症状)

腰椎穿刺术,p.r.n.(如有神经系统症状)

头颅 MRI,p.r.n.(如有神经系统症状)

### 长期医嘱

儿科护理常规

床旁隔离

维生素 A,20 万 U,p.o.,p.r.n.(如麻疹感染发生合并症)

| 头孢曲松钠 1g<br>0.9% 氯化钠注射液 100ml | i.v.gtt.,p.r.n.(如继发细菌性肺部感染) |
| --- | --- |

## 三、风疹

### 【疾病概述】

风疹是由风疹病毒引起的一种急性呼吸道传染病,临床以低热、皮疹及耳后、枕部淋巴结肿大和全身症状轻微为特征。主要经飞沫传播。妊娠早期感染风疹后,病毒可通过胎盘传给胎儿而导致各种先天畸形,称为先天性风疹综合征。

### 【治疗原则】

本病目前尚无特效的抗病毒治疗方法。主要是对症治疗,如退热、止咳等,加强支持治疗。注意对传染源的隔离。主动免疫:对儿童和育龄期妇女可接种减毒活疫苗。我国儿童计划免疫常用麻风二联疫苗、麻风腮三联疫苗等。被动免疫:若有明确的接触史,可在暴露后 3 天内使用免疫球蛋白,剂量为 0.55ml/kg,肌内注射。

## 【医嘱举例】

**现病史**:患儿女,1 岁,发热伴皮疹 1 天。无咳嗽,轻度流涕,体温最高 38℃。面颈部皮疹,红色斑丘疹,略痒,伴耳后、枕部及颈前部淋巴结增大。

**查体**:体重 12kg,颈面部可见散在红色斑丘疹,耳后、枕部、颈部淋巴结增大,无压痛,无粘连。心脏、肺未见明显异常体征。肝、脾肋下未触及。

### 临时医嘱

(如临床症状典型可无需常规化验)

布洛芬混悬液 120mg/ 次或对乙酰氨基酚混悬液 180mg/ 次,p.o.,p.r.n.,<4 次 /d

风疹免疫球蛋白 6.6ml,i.m.

### 长期医嘱

儿科护理常规

床旁隔离

## 四、水痘

## 【疾病概述】

水痘是由水痘 - 带状疱疹病毒感染引起的急性传染病,临床以斑疹、丘疹、疱疹和结痂的皮疹共同存在为特征,冬春季易发,具有较强的传染性。水痘在儿童引起皮疹,在成人引起带状疱疹。该病传染性极强,潜伏期可达 11~24 天。全身症状轻微,起病当日即可出现皮疹,皮疹呈向心性分布,躯干、头部皮疹较多,四肢较少。数日后疱疹结痂脱落,脱落后不留瘢痕。并发症较少见,偶见水痘脑炎、水痘肺炎。

## 【治疗原则】

1. **一般治疗**　对水痘患儿应早期隔离直到皮疹全部结痂。注意补充水分,给予易消化的食物。局部以止痒和防止继发感染为主。

2. **抗病毒治疗**　在皮疹出现 48 小时内开始选用阿昔洛韦抗病毒治疗。口服阿昔洛韦 80mg/(kg·d),每天分 4 次,最大量 800mg/ 次,连用 5 天。重症水痘、围产期感染和有并发症的新生儿水痘,需静脉用药,推荐剂量为 30mg/(kg·天),每 8 小时 1 次给药( >1 小时),连用 7~10 天,或不再出现新皮疹后 48 小时为止。水痘感染时不宜用糖皮质激素。

3. **主动免疫**　推荐学龄期儿童按时接种水痘减毒活疫苗,该疫苗不属于国家计划免疫,故需儿童家长主动自费接种。

4. **被动免疫**　高危人群在接触传染源后 3 天内肌内注射水痘免疫球蛋白,剂量为每 10kg 体重125U,最大剂量 625U。

## 【医嘱举例】

**现病史**:患儿男,3 岁,发热皮疹 1 天。患儿自发热当日起出现全身斑丘疹,今日可见少量疱疹,无咳嗽等其他不适。

**查体：**体重15kg,可见丘疹、斑疹、疱疹同时存在,余无明显阳性体征。

**辅助检查：**血常规示,白细胞计数 $3.21 \times 10^9/L$, CRP 8mg/L。

### 临时医嘱

血常规、C 反应蛋白
水痘血清特异性抗体 IgM 和 IgG 检测
病毒抗原和病毒核酸、病毒分离培养
胸部 X 线检查,p.r.n.
腰椎穿刺,p.r.n.
颅脑影像学检查,p.r.n.
西替利嗪滴剂 0.5ml,p.o.,q.d.
炉甘石洗剂,外用

### 长期医嘱

儿科护理常规
床旁隔离
阿昔洛韦 0.3g,p.o.,q.i.d.,连用 5 天

## 五、流行性腮腺炎

【疾病概述】

流行性腮腺炎是由腮腺炎病毒引起的急性呼吸道传染病。其临床特征为腮腺(包括颌下腺和舌下腺)的非化脓性肿胀、疼痛和发热,可累及其他各种腺体与其他器官。传染性仅次于麻疹、水痘。预后良好,感染后可获持久免疫。

## 【治疗原则】

1. **一般治疗**　本病为自限性疾病,主要对症治疗,注意休息,补充水分,给予易消化的食物。

2. **并发症治疗**　睾丸炎时,可将阴囊托起,局部湿冷敷以减轻疼痛。胰腺炎时,应禁食、补液、抑酸、必要时抗生素抗感染治疗,使用胰酶分泌抑制剂,如奥曲肽,剂量为 0.1mg,皮下注射,3 次 /d,疗程 3~7 天。脑膜炎时可脱水降颅内压,止惊、退热等对症治疗。

3. **预防**　主动免疫:国家计划免疫包括给适龄儿童接种麻风腮三联疫苗。

## 【医嘱举例】

**现病史**:患儿男,1 岁,发热、头痛、咽痛 2 天,腮腺肿大 1 天。患儿体温最高 39.5℃,伴有食欲缺乏、恶心,无呕吐,1 天前出现腮腺肿大,开始为一侧,后来发展到对侧。

**查体**:腮腺肿大以耳垂为中心,并向前、后、下发展,边界不清,局部表面红肿热痛。双肺呼吸音清,心律齐,未闻及杂音,腹部软,无压痛、反跳痛。颈软,无颈项强直,脑膜刺激征(−),双侧病理征(−)。睾丸双侧无压痛、无肿胀。

> **临时医嘱**
>
> 血常规、C 反应蛋白
> 尿常规、便常规
> 肝功能、肾功能
> 心肌酶
> 血淀粉酶、血脂肪酶、尿淀粉酶

病毒特异性 IgM 检测

唾液腺超声

胰腺 CT 薄层扫描,p.r.n.

腰椎穿刺检查,p.r.n.

颅脑影像学检查,p.r.n.

阴囊超声,p.r.n.

**长期医嘱**

儿科护理常规

床旁隔离

# 六、手足口病

## 【疾病概述】

手足口病是由多种人肠道病毒引起的常见传染病。主要表现为发热以及手、足、口和臀部等部位的散在斑丘疹和丘疱疹。大多数病人预后良好。少数病例亦可能会出现脑膜炎、脑脊髓炎、脑水肿、循环衰竭等重症甚至导致死亡。以婴幼儿发病为主,青少年和成人感染后多不发病,但可以传播病毒。引起手足口病的肠道病毒包括肠道病毒 71 型(EV71)和 A 族柯萨奇病毒(CoxA)、埃可病毒(ECHO 病毒)等。手足口病是国家法定传染病,如发现需上报传染病卡。

## 【治疗原则】

1. **一般治疗** 避免交叉感染,休息,适当补液,进食易消化食物,发热、呕吐、腹泻等给予对症治疗。

2. **重症病例治疗**

(1)对症退热:①布洛芬 5~10mg/kg,p.o.,q.4h.~

q.6h.，发热时；②对乙酰氨基酚 10~15mg/kg，p.o.，q.4h.~q.6h.，发热时。

（2）镇静止惊：①地西泮 0.2~0.5mg/kg，i.v.，p.r.n.；②水合氯醛 0.5ml/kg，灌肠用，p.r.n.；③苯巴比妥钠 10mg/kg，i.m.，p.r.n.。

（3）脱水利尿：①甘露醇 0.5~1.0g/（kg·次），i.v.gtt.，q.4h.~q.8h.；②呋塞米 0.5~1mg/kg，i.v.，p.r.n.。

（4）丙种球蛋白：2g/kg，i.v.gtt.，分 2~5 天酌情使用。

（5）糖皮质激素：①甲泼尼龙 1~2mg/（kg·d）；②氢化可的松 3~5mg/（kg·d）；③地塞米松 0.2~0.5mg/（kg·d），病情稳定后尽早减量或停用。病情凶险者可给予大剂量激素冲击治疗。

（6）呼吸支持：保持呼吸道通畅，吸氧，呼吸衰竭者行呼吸机辅助呼吸，加强呼吸管理。监测心率、血压、$SpO_2$ 等，监测血气分析，调整呼吸机参数。呼吸机辅助呼吸时，可使用咪达唑仑，首剂 0.1~0.2mg/kg，静脉注射，0.03~0.3mg/（kg·h），静脉泵入维持。

（7）循环支持：使用血管活性药物，①米力农注射液，负荷量 50~75μg/kg，维持量 0.25~0.75μg/（kg·min），一般使用不超过 72 小时；②多巴胺 5~15μg/（kg·min），静脉滴注；③多巴酚丁胺 2~20μg/（kg·min），静脉滴注，从低剂量开始，以能维持接近正常血压的最小剂量为佳。

## 【医嘱举例】

**现病史：**患儿男，2 岁，发热、皮疹 2 天，突发抽搐 1 小时，体温最高 39.8℃，伴手心、足心少量疱疹，食欲缺乏，精神弱，尿量减少为平时的 1/3，患儿家长自觉患儿手脚冰凉，突发抽搐 1 小时，呼之不应，无尿便失禁。

**查体：**体重 12kg，血压 70/40mmHg，呼吸 40 次 /min，心率 158 次 /min，体温 40℃，SpO$_2$ 85%，可见足心、手心疱疹，反应差，四肢湿冷，双肺呼吸音粗，闻及较多湿啰音，心律齐，闻及杂音，肝肋下 3 指，脾未触及，毛细血管充盈时间 3 秒。

## 临时医嘱

血常规、C 反应蛋白

肝功能、肾功能

心肌酶

血气分析

感染 4 项、降钙素原

血型

凝血功能

病毒核酸检测、病毒分离、病毒血清学检测

胸部 X 线 / 胸部 CT

心电图

超声心动图

腰椎穿刺脑脊液检查

脑部 CT、MRI 检查

脑电图

布洛芬 60mg，p.o.，p.r.n.

地西泮 2.4mg，i.v.

呋塞米 6mg，i.v.

白蛋白 5~10ml/（kg·d），静脉输液支持，p.r.n.

| 多巴胺 3.6mg<br>5% 葡萄糖注射液 75ml | 2.5ml/h［10μg/（kg·min）］ |
| 多巴酚丁胺 3.6mg<br>5% 葡萄糖注射液 75ml | 2.5ml/h［10μg/（kg·min）］ |

**长期医嘱**

病危

儿科护理常规

床旁隔离

吸氧,q.1h./呼吸机辅助呼吸,q.1h.

心电监护,q.1h.

记 24 小时出入量

吸痰(根据呼吸道分泌物情况选择)

20% 甘露醇溶液 6g,i.v.gtt.,q.4h.~q.6h.

10% 甘油果糖注射液 120ml,i.v.gtt.,q.12h.,与甘露醇交替用

甲泼尼龙 12mg
5% 葡萄糖注射液 100ml ｜ i.v.gtt.,q.d.

丙种球蛋白 5g,i.v.gtt.,q.d.,连用 5 天

## 七、传染性单核细胞增多症

【疾病概述】

临床表现以发热、咽扁桃体炎、淋巴结肿大以及外周血淋巴细胞核异型淋巴细胞增多为特征。典型传染性单核细胞增多症主要由 EB 病毒感染引起。

【治疗原则】

1. **一般治疗**　卧床休息,退热,症状严重者可谨慎短期使用小剂量地塞米松,如合并细菌感染时可加用抗生素。脾大者应避免剧烈活动以防止脾破裂。

2. **抗病毒治疗**　目前认为缺乏抗病毒治疗有效的证据。如慢性活动性 EB 病毒感染表现为噬血

细胞综合征时可按照噬血细胞综合征的化疗方案进行化疗。然后行造血干细胞移植。

## 【医嘱举例】

**现病史**：患儿男，2 岁，发热、咽痛 5 天，无皮疹，无咳嗽，无腹泻或呕吐，精神、食欲可，二便正常。

**查体**：生命体征稳，无皮疹，双侧颈部均可触及约 1.5cm×2cm 轻压痛淋巴结，咽红，双侧扁桃体可见白色分泌物，双肺呼吸音清，心律齐，肝肋下 2 指，脾未触及。

### 临时医嘱

血常规、C 反应蛋白

肝功能、肾功能

心肌酶

降钙素原

血 EBV-DNA

血 EBV EA/IgA，VCA/IgA，VCA/IgG，VCA/IgM，抗 EBV 核抗原 IgG 检测

咽拭子细菌培养

外周血涂片

腹部肝、胆、脾 B 超检查

### 长期医嘱

儿科护理常规

## 八、流行性乙型脑炎

## 【疾病概述】

流行性乙型脑炎简称乙脑，是由乙型脑炎病毒

感染引起的,经蚊传播,主要累及中枢神经系统。常流行于夏秋季。重型患者病死率高,幸存者常遗留有后遗症。潜伏期4~21天,大多为10~14天。临床分为初热期、极期、恢复期、后遗症期。病情可分为轻型、普通型、重型、极重型4类。

## 【治疗原则】

重点是治疗高热、惊厥、呼吸衰竭这3个主要病症。急性期治疗需保证足够的营养,补液,如患儿昏迷可采用鼻饲。可使用冰袋或冰帽物理降温,也可使用退热药物控制体温,如持续高热伴反复惊厥可采用亚冬眠疗法;选用脱水药控制颅内压,用镇静剂控制惊厥,如有呼吸障碍早期应用呼吸机,如合并血液循环衰竭,早期应用血管活性药物。主动接种乙脑疫苗。

1. **亚冬眠疗法** 氯丙嗪、异丙嗪各 0.5~1mg/ 次,肌内注射,q.2h.~q.4h.,维持 12~24 小时。

2. **对症退热** ①布洛芬 5~10mg/kg,p.o.,q.4h.~q.6h.,发热时;②对乙酰氨基酚 10~15mg/kg,p.o.,q.4h.~q.6h.,发热时。

3. **镇静止惊** ①地西泮 0.2~0.5mg/kg,i.v.,p.r.n.;②水合氯醛 0.5ml/kg,灌肠用,p.r.n.;③苯巴比妥钠 10mg/kg,i.m.,p.r.n.。

4. **脱水利尿** ①甘露醇,每次 0.5~1.0g/kg,i.v.gtt.,q.4h.~q.8h.;②呋塞米,0.5~1mg/kg,i.v.,p.r.n.。

5. **丙种球蛋白** 2g/kg,i.v.gtt.,分 2~5 天酌情使用。

6. **白蛋白** 5~10ml/(kg·d),i.v.gtt.,p.r.n.。

7. **糖皮质激素** ①甲泼尼龙 1~2mg/(kg·d);②氢化可的松 3~5mg/(kg·d);③地塞米松 0.2~0.5mg/

(kg·d),病情稳定后尽早减量或停用。如病情凶险者可给予大剂量激素冲击治疗。

**8. 呼吸支持** 保持呼吸道通畅,吸氧,呼吸衰竭者行呼吸机辅助呼吸,加强呼吸管理。监测心率、血压、$SpO_2$ 等,监测血气分析,调整呼吸机参数。呼吸机辅助呼吸时,可使用咪达唑仑,首剂 0.1~0.2mg/kg,静脉注射,0.03~0.3mg/(kg·h),静脉泵入维持。

**9. 循环支持** ①血管活性药物:米力农注射液,负荷量 50~75μg/kg,维持量 0.25~0.75μg/(kg·min),一般使用不超过 72 小时;多巴胺 5~15μg/(kg·min),静脉滴注;多巴酚丁胺 2~20μg/(kg·min),静脉滴注,从低剂量开始给予能维持接近正常血压的最小剂量为佳。②强心类药物:去乙酰毛花苷 24 小时负荷量,<2 岁者为 0.03~0.04mg,>2 岁者为 0.02~0.03mg,静脉注射。首次用 1/2 量,余 1/2 量分 2 次用,间隔 6~12 小时给药。次日给予地高辛维持(1/5~1/4 负荷量)。

## 【医嘱举例】

**现病史:**患儿男,4 岁,入院时家长述患儿晨起自述头痛,高热不退,嗜睡,于中午开始呕吐,颈部发硬。

**查体:**体重 16kg,体温 40℃,面色苍白无光泽,神志不清,时有惊厥,两侧瞳孔不等大,光反射迟钝,呼吸深浅不均,节律不齐,听诊肺部有湿啰音。

**辅助检查:**腰椎穿刺脑脊液检查呈微浊状,压力增高,白细胞总数增多,中性粒细胞略有增高。

### 临时医嘱

血常规、C 反应蛋白
肝功能、肾功能

心肌酶检查

感染 4 项、降钙素原

血型

凝血功能

脑脊液或血病毒特异性血清学 IgM、IgG 检测

脑脊液检查

胸部 X 线检查

脑部 CT、MRI 检查

脑电图检查

心电图检查

布洛芬 160mg,p.o.,p.r.n.

对乙酰氨基酚 240mg,p.o.,p.r.n.

## 长期医嘱

病重

心电监护,q.1h.

吸氧,q.1h. 或呼吸机辅助呼吸,q.1h.

吸痰,q.12h.~q.6h.

记 24 小时出入量

20% 甘露醇溶液 8g,i.v.gtt.,q.4h.~q.6h.

10% 甘油果糖注射液,160ml,i.v.gtt.,q.12h.,与甘露醇交替用

甲泼尼龙 32mg
5% 葡萄糖注射液 100ml ┃ i.v.gtt.,q.d.

丙种球蛋白 7.5g,i.v.gtt.,连用 4 天,

# 九、巨细胞病毒感染

## 【疾病概述】

巨细胞病毒(cytomegalovirus,CMV)感染由人

巨细胞病毒引起,属于疱疹病毒属,人群普遍易感。根据其感染时期的不同,可分为先天感染和后天感染。感染人群包括胎儿、婴儿、免疫功能正常的儿童、免疫抑制的儿童。先天感染多表现为多系统器官损害,可引起早产、小于胎龄儿、黄疸、肝脾大、血小板减少、小头畸形、视网膜脉络膜炎、神经肌肉系统功能障碍、神经性耳聋、心血管畸形等多种表现。后天感染可出现黄疸、肝脾大、咳嗽、肺部湿啰音、血小板减少、消化道出血、发热,累及肝、肺、脑等脏器和消化、血液等多个系统。在免疫缺陷及使用免疫制剂的儿童中,CMV 感染严重时可发生死亡。

## 【治疗原则】

不推荐对免疫正常宿主的无症状 CMV 感染(包括先天性以及获得性)进行治疗。针对免疫功能受损患者的 CMV 感染和疾病进行早期治疗确实能降低死亡率和并发症发病率。

1. **抗病毒治疗** 更昔洛韦诱导治疗:5mg/kg(静脉滴注>1 小时),每 12 小时 1 次,共 2~3 周。

2. **维持治疗** 更昔洛韦 5mg/kg,每天 1 次,连续 5~7 天,总疗程 3~4 周。若仍存在免疫抑制因素,可延长维持疗程,继续静脉滴注 5mg/kg,每日 1 次或序贯口服更昔洛韦 30mg/kg,每 8 小时 1 次,用药期间应监测血常规及肝、肾功能。替代方案:膦甲酸钠氯化钠注射液诱导治疗:60mg/kg,每 8 小时 1 次(静脉滴注>1 小时)连用 2~3 周;如使用免疫制剂需维持治疗:90~120mg/kg,每天 1 次(静脉滴注>2 小时)。若维持期间疾病进展可再次诱导或与更昔洛韦联用,需监测肾功能。

如出现肝功能受损,酌情加用保肝药物。

## 【医嘱举例】

**现病史**:患儿男,39 周经阴道分娩,出生体重 2 044g,伴小头畸形,生后 21 天仍有黄疸。

**查体**:体重 2 150g,头围 30cm,反应略差,心、肺、腹部查体无特殊,肌张力可。

### 临时医嘱

血常规
血、尿、乳汁 CMV-DNA
巨细胞病毒抗原(CMV-PP65)
巨细胞病毒抗体 IgM+IgG
肝功能、肾功能
肝胆胰脾超声检查
胸部 X 线检查
超声心动图
眼底检查
耳鼻喉科听力检查
头颅影像学检查 CT 或 MRI

### 长期医嘱

儿科护理常规
更昔洛韦 10mg            q.12h.,i.v.gtt.,应
5% 葡萄糖注射液 100ml    用 2~3 周

# 第二节 细菌感染性疾病

## 一、猩红热

### 【疾病概述】

猩红热是一种由 A 族溶血性链球菌所致的急性呼吸道传染病,临床以发热、咽峡炎、全身弥漫性红色皮疹及疹退后皮肤脱屑为特征。多见于 5~15 岁的儿童,少数患儿于病后 2~3 周因为变态反应发生风湿热或急性肾小球肾炎。临床表现分为潜伏期、前驱期、出疹期、恢复期 4 期。皮疹多为发病后 1~2 天出现,可出现口周苍白圈、巴氏线、杨梅舌。

### 【治疗原则】

1. **一般治疗** 退热,保证充足的营养及热量,可用温盐水漱口。

2. **抗生素治疗** 青霉素是治疗猩红热的首选药物,治疗开始越早,治疗效果越好。

(1)青霉素 G:5 万 ~20 万 U/(kg·d),分 2~4 次肌内注射或静脉滴注,疗程 10 天。

(2)阿莫西林:50mg/(kg·d),最大剂量 1g,分 2 次口服,疗程 10 天。

(3)青霉素过敏者可选用如下药物。

1)头孢呋辛酯:5~12 岁儿童,20mg/(kg·d),最大剂量 500mg,分 2 次口服;12 岁以上儿童按成人量,0.5g/d,分 2 次口服,疗程 10 天。

2)大环内酯类:①阿奇霉素10mg/(kg·d),1次口服,疗程5天。②克拉霉素,6月龄以上可选用,15mg/(kg·d),分2次口服,单次最大剂量250mg,疗程10天。③红霉素20~40mg/(kg·d),分3次口服,疗程10天。

(4)病情复发或治疗后失败者可选用如下药物。

1)阿莫西林克拉维酸:40mg/(kg·d),以阿莫西林计算,每日最大剂量2 000mg,分3次口服,疗程10天。

2)苄星青霉素G联合利福平:苄星青霉素G,<27kg儿童60万U,≥27kg儿童120万U,单剂肌内注射;利福平,20mg/(kg·d),每日最大剂量600mg,分2次口服,疗程4天。

3)克林霉素:4周龄以上可选用,15~30mg/(kg·d),分3次口服,单次最大剂量300mg,疗程10天。

## 【医嘱举例】

**现病史:**患儿男,8个月,因"发热3天、皮疹1天"就诊。患儿3天前无明显诱因出现发热,体温39~40℃,流涕,轻咳。家长给予"退热药及感冒冲剂"口服,就诊当日中午出现皮疹而就诊。

**既往史:**无特殊,否认传染病接触史。

**个人史:**第2胎第1产,足月剖宫产,人工喂养,已添加辅食。规律接受预防接种。

**查体:**体重9kg,体温36.8℃,一般情况好,躯干、面部散在红色斑丘疹,咽部充血,双肺呼吸音清,心率135次/min,心律齐,腹软,肝、脾未触及。

### 临时医嘱

血常规、C反应蛋白

降钙素原

A 族 β 溶血性链球菌抗原

咽拭子细菌培养、药敏试验

抗链球菌溶血素 O 试验

尿常规

布洛芬 45mg, p.o., q.4h.~q.6h.（发热时）

对乙酰氨基酚 90mg, p.o., q.4h.~q.6h.（发热时）

**长期医嘱**

儿科护理常规

青霉素 G 15 万 U, i.m./i.v.gtt., t.i.d., 连用 10 天

## 二、流行性脑脊髓膜炎

【疾病概述】

流行性脑脊髓膜炎是由脑膜炎球菌（奈瑟脑膜炎球菌）感染引起的以皮肤瘀斑和脑膜刺激征为临床特征的急性传染病。病情凶险，病死率高。冬春季流行季节发病。潜伏期 1~10 天，一般为 2~3 天。分为普通型、暴发型、轻型、慢性败血症型 4 型。其中以暴发型最为凶险，病死率高，可在 24 小时内死亡。

【治疗原则】

1. **一般治疗** 呼吸道隔离；保持呼吸道通畅；保持水、电解质平衡，适当补液；营养支持。

2. **抗感染治疗** 尽早使用透过血脑屏障的杀菌类药物。首选青霉素，若青霉素过敏可选用第三代头孢菌素。A 群菌株可以首选磺胺药。青霉素及第三代头孢菌素均过敏或耐药可选用氯霉素。疗程

一般 5~7 天,可根据药敏试验结果指导抗生素药物的选用。

**3. 暴发型流行性脑脊髓膜炎休克型(如病情迅速恶化)**

(1)糖皮质激素:对于毒血症明显的休克患儿,可早期、足量短程静脉应用地塞米松 0.2~0.5mg/(kg·d)或氢化可的松 5~10mg/(kg·d)。

(2)生理盐水扩容:10~20ml/kg,快速静脉滴注。5% 碳酸氢钠注射液 5ml/kg 纠正酸中毒。

(3)血管活性药物:如山莨菪碱,每次 0.5~1mg/kg,重症者可用 2~3mg/kg,每 10~15 分钟静脉注射 1 次,至四肢温暖、血压上升后减量。

(4)尽早应用肝素:1mg/kg,首次静脉推注,之后静脉滴注。监测活化部分凝血活酶时间(activated partial thromboplastin time,APTT)于 2.5~3 倍正常值。

**4. 主动免疫**　流行性脑脊髓膜炎属国家计划免疫内接种疫苗,家长应及时为儿童接种。

## 【医嘱举例】

**现病史**:患儿男,12 岁,学生,因"高热、头痛伴呕吐 3 天"就诊。患者 3 天前无明显诱因突然高热达 39℃以上,伴畏寒和寒战,同时出现剧烈全头痛,多次喷射性呕吐,吐出食物和胆汁,无血性物质,无腹痛,进食少,二便正常。既往体健,无药物过敏史。所在学校有类似患儿。

**查体**:体重 35kg,体温 39.5℃,脉搏 112 次 /min,呼吸 23 次 /min,血压 120/80mmHg。急性热病容,神志清楚,皮肤散在出血点,浅表淋巴结未触及,巩膜无黄染,咽充血(+),扁桃体(−)。颈项有抵抗,心肺查体(−),腹平软,肝脾肋下未触及。下肢不肿,

Kerning 征(+),Brudzinski 征(+),Babinski 征(-)。

### 临时医嘱

血常规、C 反应蛋白

肝功能、肾功能

降钙素原

凝血功能、硫酸鱼精蛋白副凝试验

血培养

脑脊液常规、生化、培养

瘀点涂片细菌染色

脑脊液或血清乳胶凝集试验检测特异性抗原

脑部 CT、MRI 检查

脑电图检查

### 长期医嘱

儿科护理常规

床旁隔离

记 24 小时出入量

吸氧,q.1h./ 呼吸机辅助呼吸(如后续病情加重,
p.r.n.)

心电监护,q.1h.

吸痰,q.6h.~q.12h.

20% 甘露醇溶液 0.5~1g/kg,i.v.gtt.,q.4h.~q.6h.

10% 甘油果糖注射液 10ml/kg,i.v.gtt.,q.12h.,
与甘露醇交替用

## 三、细菌性痢疾

### 【疾病概述】

细菌性痢疾是由志贺菌属引起的急性肠道传染

病,临床表现为发热、腹痛、腹泻、里急后重及黏液脓血便,分为急性菌痢、中毒性菌痢、慢性菌痢,其中中毒性菌痢起病急,病情凶险,如治疗不及时可能导致死亡。

## 【治疗原则】

1. **一般治疗**　卧床休息,对症退热。消化道隔离,适当补液(1/5~1/3 张液体输液),给予易消化食物。

2. **抗感染治疗**　多选用第三代头孢菌素。足疗程治疗,监测便常规及大便培养。

(1)头孢哌酮钠舒巴坦钠:30~50mg/(kg·次),b.i.d.,静脉滴注,疗程 7~10 天(青霉素皮试阴性方可用)。

(2)头孢曲松:50~100mg/(kg·d),q.d.,静脉滴注,疗程 7~10 天。

(3)小檗碱片:10~20mg/kg,分 3 次口服。

3. **对症治疗**

(1)止惊:①地西泮 0.3~0.5mg/kg(最大剂量 10mg),惊厥时静脉注射;或水合氯醛 1~2ml/(次·岁),灌肠用;或苯巴比妥钠 10~15mg/kg,肌内注射(极量 0.2g/ 次),12 小时后改为 5mg/(kg·d)维持。②亚冬眠疗法,氯丙嗪、异丙嗪各 0.5~1mg/ 次,肌内注射,q.2h.~q.4h.,维持 12~24 小时。

(2)防止脑水肿:① 20% 甘露醇溶液 0.5~1g/kg,静脉滴注,q.4h.~q.6h.。② 10% 甘油果糖注射液 10ml/kg,静脉滴注,q.12h.,与甘露醇交替用。

(3)抗休克:血管活性药物。①山莨菪碱,每次 0.5~1mg/kg,重症者可用 2~3mg/kg,每 10~15 分钟静脉注射 1 次,至四肢温暖、血压上升后减量。②如有弥散性血管内凝血表现则尽早应用肝素，1mg/kg，首次静脉推注，之后静脉滴注。监测APTT 于 2.5~3 倍正常值。③糖皮质激素，病情危重，可酌情使用。

## 【医嘱举例】

**现病史**：患儿男，2 岁，因"腹痛、发热、脓血便 3 天，惊厥 1 次"入院。体温最高 40℃，大便呈黏液伴脓血样，每天 5~6 次，1 小时前突发惊厥，呼之不应，双眼上翻，持续 10 分钟，近日食欲差，小便量减少为之前的一半，退热药效不佳。

**查体**：体重 12kg，体温 38.2 ℃，咽部充血，双侧扁桃体 I 度肿大，双肺呼吸音清，未闻及干湿啰音，心脏、腹部查体无异常，神经系统无阳性体征。

**辅助检查**：血常规示，白细胞计数 $12.7 \times 10^9/L$，血红蛋白 120g/L，中性粒细胞计数 $0.81 \times 10^9/L$，淋巴细胞计数 $0.19 \times 10^9/L$。便常规示，黏液（+++)，白细胞满视野 /HP，红细胞满视野 /HP。

### 临时医嘱

血常规、C 反应蛋白
降钙素原
便常规 + 潜血
粪便培养
腰椎穿刺检查
布洛芬混悬液 60mg，p.o.，q.4h.~q.6h.（发热时）
对乙酰氨基酚混悬液 120mg，p.o.，q.4h.~q.6h.（发热时）
1/5~1/3 张液体输液

**长期医嘱**

头孢曲松 0.8g
0.9% 氯化钠注射液 100ml　｜　i.v.gtt.,q.d.

小檗碱片 200mg,p.o.,t.i.d.
双歧杆菌三联活菌散 1g,p.o.,t.i.d.

## 四、伤寒

【疾病概述】

伤寒是由伤寒杆菌引起的经消化道传播的急性传染病。临床表现为发热、相对缓脉、表情淡漠、玫瑰疹、腹痛、肝脾大。外周血白细胞计数可见白细胞减低。可发生肠穿孔和肠出血。

【治疗原则】

1. 一般治疗　卧床休息、对症退热,给予流质或半流质、易消化饮食。

2. 足量足疗程抗生素抗感染治疗　头孢哌酮舒巴坦 30~50mg/(kg·次),b.i.d.,静脉滴注,疗程 14 天(青霉素皮试阴性可用);或头孢曲松 50~100mg/(kg·d),q.d.,静脉滴注,疗程 14 天;或头孢他啶 25~50mg/(kg·次),b.i.d.,静脉滴注,疗程 14 天;或头孢克肟 4~6mg/(kg·d),分 2 次口服,疗程 14 天。

3. 消化道隔离

【医嘱举例】

现病史:患儿男,8 岁,因"高热、食欲缺乏、腹部不适、乏力 1 周"入院。1 周前患儿开始发热,午后高达 40~41℃,伴腹痛、腹胀、便秘,无恶心、呕吐,不思饮食,全身乏力。

**查体**:体重 25kg,体温 40.5℃,脉搏 88 次 /min,呼吸 28 次 /min。神志清楚、表情淡漠,消瘦,重听;舌尖红、舌苔黄厚;右胸前皮肤有数个淡红色皮疹,压之褪色。心、肺未见异常,肝肋下 1.5cm,剑突下 2cm,质软有轻度触痛,脾肋下 2cm。

### 临时医嘱

血常规、C 反应蛋白

降钙素原

粪便常规 + 潜血

粪便培养

血培养、骨髓培养

肥达试验、外 - 斐试验

腹部肝胆胰脾 B 超(腹痛时)

立位腹部 X 线检查(腹痛时)

### 长期医嘱

儿科护理常规

床旁隔离

记 24 小时出入量

头孢曲松 1g | i.v.gtt.,q.d., 疗
0.9% 氯化钠注射液 100ml | 程 14 天

# 第三节　结核感染

## 【疾病概述】

结核感染依据其感染部位的不同可分为原发综合征、急性血行播散性肺结核、结核性脑膜炎、结核性胸膜炎、结核性心包炎、肠结核、肾结核及潜伏结核感染。不同的感染部位都会有不同的临床表现。笔者所在医院结核感染的主要特点为少数为典型结核感染，多为继发感染，患者多因免疫缺陷或使用免疫制剂造成潜伏结核感染活动。所以对于此类患者首先需要筛查结核感染灶。另外，在不明原因发热的鉴别诊断中也需除外结核感染的可能性。在怀疑有可能因结核感染造成长期不明原因发热时，可诊断性抗结核治疗。

## 【治疗原则】

1. **早期、规律、足量、联合、足疗程抗结核治疗**

（1）异烟肼（H）：10mg/（kg·d），口服，范围 10~15mg/（kg·d），最大量 300mg/d。

（2）利福平（R）：15mg/（kg·d），口服，范围 10~20mg/（kg·d），最大量 600mg/d。

（3）吡嗪酰胺（Z）：35mg/（kg·d），口服，范围 30~40mg/（kg·d）。

（4）乙胺丁醇（E）：20mg/（kg·d），口服，范围 15~25mg/（kg·d）。

（5）不推荐链霉素作为治疗儿童肺结核和结核

性淋巴结炎的一线药物。

(6)肺结核疗程:2HRZE+4HR。

(7)结脑及骨关节炎疗程:2HRZE+10HR。

**2. 其他药物**

(1)糖皮质激素(在结核性脑膜炎及结核性胸膜炎时可考虑使用)。

(2)止惊药物、脱水药物(结核性脑膜炎时可选用)。

## 【医嘱举例】

**现病史**:患儿男,3岁,因"低热、咳嗽、盗汗15天"入院。患儿于入院15天前无明显诱因出现发热,呈持续性低热,约38℃,伴咳嗽、盗汗、食欲缺乏、疲乏,口服"退热药"治疗后无明显好转;患儿病后精神较差,未饮食,大小便正常。

**既往史**:体健,父亲于3个月前诊断肺结核,目前正在抗结核治疗中。

**查体**:体重12kg,体温37.8℃,脉搏120次/min,呼吸25次/min,慢性病面容,神志清楚,精神较差,抱入病房,查体欠合作。全身皮肤、黏膜无黄染、皮疹及出血点。头形正常,双侧瞳孔等大等圆,对光反射正常,唇发绀,咽充血,颈软,颈部淋巴结无肿大。胸廓对称,听诊双肺呼吸音粗,可闻及少许湿啰音。心界不大,心率120次/min,律齐,心音有力,心脏听诊未闻及明显杂音。腹平软,肝脾未触及,双肾区无叩痛,腹部移动性浊音(-),肠鸣音正常。四肢肌力、肌张力正常,神经系统检查无明显异常。

**临时医嘱**

血常规、C反应蛋白

降钙素原

血培养、结核培养

血沉

血 TB-SPOT.TB（胸腔积液、腹水、脑脊液也可送该检查，送检时需肝素抗凝）

结核菌素纯蛋白衍生物 0.1ml 皮试（PPD 试验）

胸部 X 线或 CT 检查

腹盆腔 CT 检查（p.r.n.）

腰椎穿刺及脑脊液检查（如有神经系统症状）

组织病理学检查，可行抗酸染色或组织培养或病理切片（可见干酪样坏死性肉芽肿）

## 长期医嘱

儿科护理常规

床旁隔离

异烟肼 150mg，p.o.，q.d.

利福平 200mg，p.o.，q.d.

吡嗪酰胺 400mg，p.o.，q.d.

乙胺丁醇 250mg，p.o.，q.d.

## 备 注

PPD 试验的判读：常用皮内注射法，严格按照无菌操作程序进行。选用 1ml 容量的注射器，4~5 号针头，前臂掌侧中下 1/3 处为最佳（此处皮肤薄嫩，反应敏感易观察）。避开瘢痕、血管和皱褶。用 75% 酒精消毒局部皮肤，以皮内注射法将结核菌素纯蛋白衍生物 0.1ml（含 5 个结核菌素单位）缓慢注入，注射深度要合适，剂量准确时局部可出现 7~8mm 大小的圆形橘皮样皮丘（有毛孔出现）。常规消毒后将试验液注射于前臂屈侧皮内，48~72 小时观察结果,如 48 小时结果看不清,应以 72 小时的结果为准,注意局部有无硬结,不可单独以红晕为标准。

(1) 受试部位无红晕硬结为(−)。

(2) 受试部位有针眼大小的红点或稍有红肿,硬结直径<0.5cm 为(±)。

(3) 受试部位红晕及硬结直径 0.5~0.9cm 为(+)。

(4) 受试部位红晕及硬结直径 1.0~1.9cm 为(++)。

(5) 受试部位红晕及硬结直径 ≥2cm 为(+++)。

(6) 除出现红晕硬结外,局部出现水疱及坏死为(++++)。

## 第四节　机会致病菌感染

### 一、卡氏肺孢子菌感染

#### 【疾病概述】

肺孢子菌肺炎(Pneumocystis carinii pneumonia,PCP)是由卡氏肺孢子菌感染引起的主要累及肺的机会性感染。在健康人群一般不引起症状,而在免疫缺陷、营养不良、早产或者使用免疫制剂者中可引起症状。临床主要表现为干咳、呼吸困难、呼吸急促和发绀,症状进行性加重,病死率极高。

#### 【治疗原则】

1. 尽早识别高危患者,尽早开始经验性用药治疗。复方磺胺甲噁唑(磺胺甲噁唑 - 甲氧苄啶, sulfamethoxazole-trimethoprim,SMZ-TMP),TMP 20mg/(kg·d)和 SMZ 100mg/(kg·d),分 4 次口服,连服 2 周。

2. 在长期使用免疫制剂的患者中,可预防性使用磺胺类药物,以避免 PCP 的发生。

3. 加强支持治疗,尽早使用呼吸机,维持氧合。加强气道管理、分泌物引流。

(1)氨溴索口服溶液和静脉注射针剂:<2 岁,7.5mg,b.i.d.;2~6 岁,15mg,b.i.d.;6~12 岁,15mg,t.i.d.。

(2)布地奈德雾化吸入:≤2 岁,0.5mg,b i.d;>2 岁,1mg,b.i.d.。

## 【医嘱举例】

**现病史**:患儿男,13 岁,既往诊断系统性红斑狼疮,狼疮肾炎Ⅳ+Ⅴ型,目前口服泼尼松 30mg,q.d.,吗替麦考酚酯 0.5g,t.i.d.。3 天前出现咳嗽、气促、发热。体温 38.5℃,为刺激性干咳,服用急支糖浆 10ml,t.i.d.,阿奇霉素 0.4g 连用 3 天,无好转。近 3 天来出现气促加重,需卧床,体力活动受限而来诊治。自发病以来无咯血、无盗汗。食欲下降,二便正常。

**既往史**:4 个月前诊断为系统性红斑狼疮,狼疮肾炎,规律治疗中。

**查体**:体重 32kg,体温 38℃,脉搏 98 次 /min,呼吸 30 次 /min,血压 100/70mmHg,SpO₂ 85%。呼吸急促,神志清楚,咽红,扁桃体无充血,双肺呼吸音粗,无明显干湿啰音,心音有力,心律齐,心率约 98 次 /min,腹软,肝脾不大。

**辅助检查**：支气管镜检,呼吸道痰标本或支气管镜灌洗液标本送检卡氏肺孢子菌 DNA 检测、六胺银染色(+)。

### 临时医嘱

血常规、C 反应蛋白
肝功能、肾功能
动脉血气分析
胸部 X 线检查、胸部 CT 检查

### 长期医嘱

病重
儿科护理常规
记 24 小时出入量
心电监护,q.1h.
吸氧,q.1h./ 无创呼吸机辅助呼吸,q.1h.
呼吸治疗(拍背,吸痰),t.i.d.
吸痰,q.3h.~q.12h.
吸入用布地奈德 1mg
0.9% 氯化钠注射液 2ml ｜雾化吸入,b.i.d.
乙酰半胱氨酸溶液 3mg,雾化吸入,b.i.d.
氨溴索口服溶液 15mg,p.o.,t.i.d.
复方磺胺甲噁唑 2 片(TMP 160mg,SMZ 800mg),p.o.,q.i.d.,连服 2 周

## 二、侵袭性曲霉菌病

【疾病概述】

侵袭性曲霉菌病是指由曲霉属菌种(最常为烟曲霉、黄曲霉及土曲霉)引起的变态反应、呼吸道或

肺部侵袭、皮肤感染或肺外播散导致的疾病。常见感染途径是吸入传染性分生孢子。发生的危险因素包括：严重和长期的中性粒细胞减少，接受高剂量糖皮质激素，原发性免疫缺陷病术后及长期使用免疫制剂。侵袭性曲霉病最常累及肺部，患者可以出现发热、胸痛、呼吸急促、咳嗽和/或咯血。在曲霉属败血症时，曲霉菌可播散到全身多个器官，如皮肤、脑、眼、肝和肾。

## 【治疗原则】

早期诊断、早期开始抗真菌治疗。长期使用免疫制剂的患者，如病情允许可酌情考虑减量。

抗真菌治疗，如病情严重可考虑药物联用，但药物联用尚无有力的循证证据。疗程一般需治疗至临床症状消失，影像学检查病变吸收，通常需要 6~12 周，甚至更长。

**1. 伏立康唑**

（1）2~12 岁，静脉滴注：每次 7mg/kg，每 12 小时 1 次；或首日每次 6mg/kg，每 12 小时 1 次，次日起改为每次 4mg/kg，每 12 小时 1 次。注意配液终浓度 0.5~5mg/ml，滴注时间 1~2 小时。

（2）口服：①体重<40kg，100mg/次，每 12 小时 1 次；②体重 ≥40kg，200mg/次，每 12 小时 1 次；③新生儿参考国外剂量口服或静脉滴注，每次 2~4mg/（kg·次），每 12 小时 1 次。

**2. 卡泊芬净** 静脉滴注，首日 3mg/kg，次日起 1mg/kg，必要时可增量至 2mg/kg。滴注时间>1 小时，注意配液终浓度不超过 0.5mg/ml。

3 月龄到 17 岁，首剂 70mg/（$m^2$·d），维持剂量 50mg/（$m^2$·d），每天 1 次。

危重症者可考虑伏立康唑联合卡泊芬净使用。

## 【医嘱举例】

**现病史**：患儿男，5 岁。主因"咳嗽、咳痰 7 天，加重伴喘憋 2 天，意识不清 4 小时"入儿童重症监护室。患儿入院前 7 天无明显诱因出现咳嗽，咳白色黏痰，无发热、咯血、喘憋、胸痛及盗汗，家长自觉为感冒，于家中口服感冒药物未见明显好转。入院前 2 天咳嗽加重，咳黄白色黏痰，伴喘憋，夜间为重。于当地某医院就诊，考虑"支气管哮喘"，给予氨茶碱及抗生素治疗，症状无明显改善。既往体健，近期无宠物饲养史。家中无类似病例，居住环境较好。

**查体**：体重 18kg，体温 36.8℃，脉搏 140 次/min，呼吸 35 次/min，血压 130/70mmHg。急性病容，被动体位，浅昏迷状态。口唇明显发绀，呼吸浅快，锁骨上窝及胸骨上窝可见凹陷。双肺未及呼吸音。心律齐，未闻及病理性杂音。腹平软，肝脾未触及。双下肢无水肿。半乳甘露聚糖抗原试验（GM 试验）(+)。

### 临时医嘱

血常规、C 反应蛋白
肝功能、肾功能
血气分析
G 试验、GM 试验
血培养
腹部 B 超
胸部 CT 检查、超声心动图检查
头颅 CT 检查和头颅 MRI 检查
支气管镜检查、感染部位组织穿刺病原学涂片

及培养

　　腰椎穿刺检查及脑脊液培养

　　胸腔穿刺检查及胸腔积液培养(如进一步检查证实存在胸腔积液)

## 长期医嘱

　　病危

　　儿科护理常规

　　鼻饲饮食

　　记 24 小时出入量

　　心电监护,q.1h.

　　吸氧,q.1h./ 无创呼吸机辅助呼吸,q.1h.

　　呼吸治疗(拍背,吸痰),t.i.d.

　　吸痰,q.3h.~q.12h.

　　吸入用布地奈德 1mg
　　0.9% 氯化钠注射液 2ml ｜ 雾化吸入,b.i.d.

　　乙酰半胱氨酸溶液 3mg,雾化吸入,b.i.d.

　　伏立康唑 126mg
　　0.9% 氯化钠注射液 100ml ｜ i.v.gtt.,q.12h.

# 第五章 呼吸系统疾病

## 第一节 急性感染性喉炎

### 【疾病概述】

急性感染性喉炎是由病毒和细菌感染所致的喉部黏膜急性弥漫性炎症,以冬春季多见,常见于1~3岁幼儿。临床特点为起病急,症状重。可有发热、犬吠样咳嗽、声嘶、吸气性喉鸣和吸气性三凹征;严重时出现发绀、烦躁不安、面色苍白、心率加快,甚至因窒息死亡。间接喉镜检查:喉部、声带有轻度到明显的充血、水肿。按病情轻重程度,将喉梗阻分为4度:①Ⅰ度,安静时无呼吸困难,活动后出现吸气性喉鸣和呼吸困难;②Ⅱ度,安静时出现喉鸣和吸气性呼吸困难,心率增快;③Ⅲ度,Ⅱ度喉梗阻症状加烦躁不安、发绀,肺部呼吸音明显降低,心率快;④Ⅳ度,Ⅲ度喉梗阻症状加全身衰竭、昏睡或昏迷状态,三凹征可不明显,面色苍白发灰,肺部呼吸音几乎消失,心音低钝、心律不齐。

### 【治疗原则】

1. **保持呼吸道通畅** 有明显呼吸困难、发绀者,给予吸氧;可用肾上腺素或肾上腺皮质激素雾化吸入治疗,有利于黏膜水肿消退。

2. **控制感染** 对于考虑细菌感染者,早期给予足量广谱抗生素治疗,轻者可口服,重者考虑静脉输液治疗。

3. **糖皮质激素** 轻者口服泼尼松[1~2mg/(kg·d)],分次服用;也可用地塞米松(0.1~0.3mg/kg)或琥珀酸氢化可的松[5~10mg/(kg·d)],静脉滴注,共 2~3 天,至症状缓解。

4. **对症治疗** 烦躁不安者宜用镇静剂,如异丙嗪[1~2mg/(kg·次)]有镇静和减轻喉头水肿的作用。氯丙嗪和吗啡有抑制呼吸的作用,不宜应用。

5. **气管切开术** 经上述处理呼吸困难、发绀不缓解或喉梗阻达Ⅲ、Ⅳ度,应及时作气管切开。

## 【医嘱举例】

**现病史**:患儿男,15 个月,因"发热伴声音嘶哑,犬吠样咳嗽 1 天"入院。

**查体**:体重 12kg,体温 39℃,脉搏 150 次/min。神志清楚,烦躁不安,哭声嘶哑。呼吸急促,鼻翼扇动,吸气三四征阳性。双肺可闻及喉传导音。

**辅助检查**:血常规示,WBC $18 \times 10^9$/L,N% 78%,CRP 20mg/L。

**诊断**:急性感染性喉炎Ⅲ度。

### 临时医嘱

血常规、C 反应蛋白
降钙素原
肝功能、肾功能
电解质

尿常规

便常规及潜血

动脉血气分析

咽拭子细菌培养及药敏试验

呼吸道病毒抗原检测

布洛芬混悬液 60~120mg/ 次 , p.o., p.r.n.(体温大于 38.5℃时）

**长期医嘱**

一级护理

半流质饮食

氧疗（管道氧）, q.1h.

心电监护（心率、血压、呼吸频率、经皮血氧饱和度）, q.1h.

| | |
|---|---|
| 头孢曲松 0.6g<br>5% 葡萄糖注射液 100ml | i.v.gtt., q.d. |
| 吸入用布地奈德 1mg<br>0.9% 氯化钠注射液 | 雾化吸入 , b.i.d. |
| 甲泼尼龙 12mg<br>5% 葡萄糖注射液 100ml | i.v.gtt., q.d.(疗程 3 天） |

## 第二节　反复呼吸道感染

## 【疾病概述】

反复呼吸道感染是指 1 年内发生上、下呼吸道感染的次数频繁 , 超出正常范围。反复呼吸道感染不是疾病名称 , 是临床表现 , 它由多种因素引起 , 多见于机体免疫功能缺陷、支气管-肺发育不良或存在先天畸形者，以及伴有慢性病灶、营养不良、微量元素缺乏等的患儿易反复呼吸道感染。诊断标准见表5-1。

表5-1　反复呼吸道感染判断条件

| 年龄/<br>岁 | 反复上呼吸道感染/(次·年⁻¹) | 反复支气管炎/(次·年⁻¹) | 反复肺炎/(次·年⁻¹) |
|---|---|---|---|
| 0~2 | 7 | 3 | 2 |
| >2~5 | 6 | 2 | 2 |
| >5~14 | 5 | 2 | 2 |

注：(1)两次感染间隔时间至少7天。

(2)若上呼吸道感染次数不够，可将上、下呼吸道感染次数相加，反之则不能。

(3)确定次数须连续观察1年。

(4)反复肺炎指1年内反复患肺炎≥2次，肺炎须由肺部体征和影像学证实，2次肺炎诊断期间肺炎体征和影像学改变应完全消失。

## 【治疗原则】

早期治疗、积极用药、去除诱因、提高机体免疫力。

**1. 循因治疗、去除病灶**　积极治疗原发病和营养不良、佝偻病、慢性鼻炎及鼻窦炎，寻找导致反复呼吸道感染的潜在病因，包括免疫缺陷病，气道、肺实质、心血管系统先天畸形，原发性纤毛运动障碍、囊性纤维化或反复吸入等。

**2. 控制感染**　抗感染药物治疗需根据病原学结果和机体免疫状态而定，合理应用抗生素治疗。

**3. 对症治疗**　正确选择祛痰、平喘、止咳、雾化治疗及体位引流治疗等措施。

### 4. 合理进行疫苗接种

## 【医嘱举例】

**现病史**：患儿男，3岁，体重15kg，反复支气管炎、肺炎2年。每年患支气管炎4~5次、肺炎2次。

**查体**：体重12kg，双肺呼吸音粗糙。

**诊断**：反复气管支气管炎，反复肺炎。

### 临时医嘱

血常规

肝功能、肾功能

电解质

免疫功能测定（T细胞亚群，免疫球蛋白，补体）

肺炎支原体抗体、衣原体抗体、T-SPOT.TB

胸部CT及气道血管重建，p.r.n.

肺功能（通气功能、支气管舒张试验、支气管激发试验），p.r.n.

24小时食管pH值监测，p.r.n.

食管测压，p.r.n.

支气管镜检查，p.r.n.

特殊检查（呼吸道黏膜活检、汗液氯化钠测定和*CFRT*基因检测），p.r.n.

# 第三节 支气管肺炎

## 【疾病概述】

支气管肺炎是小儿时期最常见的肺炎，全年均可发病,以冬春寒冷季节较多。病毒和细菌是主要的病原体。常见的细菌有肺炎链球菌、流感嗜血杆菌、葡萄球菌、卡他莫拉菌、肺炎克雷伯菌、大肠埃希菌等。病毒有呼吸道合胞病毒、腺病毒、流感病毒、副流感病毒等。近年来肺炎支原体和流感嗜血杆菌有增多趋势。临床表现主要为发热、咳嗽、喘鸣、呼吸增快、呼吸困难、胸壁吸气性凹陷、屏气、胸痛、头痛或腹痛等症状。

## 【治疗原则】

1. **一般治疗**　保持室内空气流通,室温 20℃,相对湿度 60%;保持呼吸道通畅,及时清除上呼吸道分泌物。经常变换体位,注意水电解质的补充。

2. **病原治疗**　合理选用抗生素治疗。

3. **对症治疗**　吸氧,祛痰,止咳,平喘,保持呼吸道通畅等。

4. **糖皮质激素的应用**　糖皮质激素可减少炎症渗出物,解除支气管痉挛,改善血管通透性,降低颅内压,改善微循环。适应证:①中毒症状明显;②严重喘憋;③伴有脑水肿、中毒性脑病、感染性休克、呼吸衰竭等;④胸膜有渗出的病例。

5. **其他**　肺部理疗有促进炎症消散的作用。如同时伴有体液免疫功能低下,可酌情应用免疫球蛋白。

## 【医嘱举例】

**现病史**:患儿男,5 岁,因"发热伴咳嗽 5 天"入院。患儿 5 天前开始发热,体温最高 39℃,门诊血常规提示 WBC $5.9 \times 10^9$/L,N% 60%,Hb 130g/L,PLT

$332 \times 10^9/L$,CRP 32mg/L,给予口服阿奇霉素 3 天,仍高热,体温 39~40℃,咳嗽较前加重。

**查体**:体重 18kg,双肺呼吸音粗糙,右下肺细湿啰音,呼吸音略减低。

**辅助检查**:胸部 X 线检查提示双下肺模糊斑片影,密度均匀,右下肺为著。

### 临时医嘱

血常规、C 反应蛋白

肝功能、肾功能

电解质

降钙素原

血培养、痰培养

肺炎支原体抗体(病程大于 1 周时)

快速病毒病原学检查

胸部 X 线检查或胸部 CT

### 长期医嘱

二级护理

普通饮食

呼吸治疗(拍背,吸痰),t.i.d.

| | |
|---|---|
| 阿奇霉素 180mg<br>5% 葡萄糖注射液 200ml | i.v.gtt.,q.d. |
| 头孢曲松 1g<br>0.9% 氯化钠注射液 100ml | i.v.gtt.,q.d. |
| 甲泼尼龙 18mg<br>5% 葡萄糖注射液 100ml | i.v.gtt.,q.d.(必<br>要时 q.12h.) |
| 吸入用布地奈德 1mg<br>0.9% 氯化钠注射液 2ml | 雾化吸入,b.i.d. |

乙酰半胱氨酸溶液 3mg,雾化吸入,b.i.d.

# 第四节　毛细支气管炎

## 【疾病概述】

毛细支气管炎即急性感染性细支气管炎，主要发生于2岁以下的婴幼儿，峰值发病年龄为2~6月龄；以流涕、咳嗽、阵发性喘息、气促、胸壁吸气性凹陷(三凹征)、听诊呼气相延长、可闻及哮鸣音及细湿啰音为主要临床表现。呼吸道合胞病毒（respiratory syncytial virus，RSV）是引起毛细支气管炎最常见的病毒病原体，其他病毒病原有副流感病毒（parainfluenza virus type，PIV，以PIV3最常见）、腺病毒（adenovirus）、流感病毒（influenza virus，甲型和乙型）。

## 【治疗原则】

1. 监测病情变化、对症和支持治疗。
2. 可试用支气管舒张剂雾化吸入治疗。
3. 不推荐常规应用全身糖皮质激素，可选用雾化吸入糖皮质激素治疗。
4. 住院患儿在严密监测下，试用3%高渗盐水雾化吸入。
5. 不推荐常规应用利巴韦林，包括雾化吸入途径用药。
6. 仅在不排除细菌感染时选用合适抗菌药物。
7. 不推荐胸部理疗。

## 【医嘱举例】

**现病史**：患儿男，4月龄，因"发热3天，咳嗽伴喘憋2天"入院。

**查体**：体重7kg，体温38.3℃。呼吸急促，鼻翼扇动，口周发绀，吸气性三凹征阳性。心率180次/min，心音低钝，双肺可闻及哮鸣音，未闻及湿啰音。

**诊断**：毛细支气管炎合并心力衰竭。

### 临时医嘱

血常规、C反应蛋白

降钙素原

肝功能、肾功能

电解质

心肌酶谱

氨基末端脑钠肽前体（NT-proBNP）

动脉血气分析

血培养、痰细菌培养

呼吸道病毒病原快速检测

肺炎支原体及衣原体抗体

心电图

超声心动图

胸部X线检查（正侧位）

物理降温，p.r.n.

去乙酰毛花苷0.2mg，先半量（0.1mg），余量再分2次，i.v.，间隔6~8小时

呋塞米7mg，i.v.，p.r.n.

### 长期医嘱

一级护理

饮食自备(母乳或配方奶)

记录出入量

心电监护(心率、血压、呼吸频率、经皮血氧饱和度),q.1h.

氧疗(管道氧),q.1h.

呼吸治疗(拍背,吸痰,b.i.d.)

经鼻持续气道正压通气辅助通气,q.1h.(p.r.n.)

| | |
|---|---|
| 吸入用布地奈德 0.5mg<br>0.9% 氯化钠注射液 2ml | 雾化吸入,b.i.d. |

## 第五节　哮喘急性发作

### 【疾病概述】

支气管哮喘是一种以慢性气道炎症和气道高反应性为特征的异质性疾病,以反复发作的喘息、咳嗽、气促、胸闷为主要临床表现,常在夜间和 / 或凌晨发作或加剧。呼吸道症状的具体表现形式和严重程度具有随时间而变化的特点,并常伴有可变的呼气气流受限。而哮喘急性发作是指突然发生喘息、咳嗽、气促、胸闷等症状,或原有症状急剧加重。

### 【治疗原则】

坚持长期、持续、规范、个体化的治疗原则。

1. **发作期**　快速缓解症状、抗炎、平喘。

2. **缓解期**　长期控制症状,抗炎治疗,降低气道高反应性,避免触发因素,自我保健,提高机体免疫力。

## 【医嘱举例】

**现病史**：患儿女，5 岁，因"反复发作喘息 1 年，加重伴发热 2 天"入院。患儿半年前诊断为过敏性哮喘，未规律治疗。2 天前受凉后再次出现发热、咳嗽、喘息，伴憋气及呼吸困难。

**查体**：体重 20kg，体温 38℃。口周稍发绀，吸气三四征阳性。双肺可闻及大量哮鸣音，呼气音延长，心率 120 次 /min，律齐，心音有力，未闻及病理性杂音。

**诊断**：哮喘急性发作。

### 临时医嘱

血常规、C 反应蛋白

降钙素原

肝功能、肾功能

电解质

痰培养

胸部 X 线检查（正侧位）

肺通气功能（支气管舒张试验）

呼出气一氧化氮检测

过敏原检测

吸入用硫酸沙丁胺醇 2.5mg+0.9% 氯化钠注射液 2ml，雾化吸入（第 1 小时每 20 分钟 1 次）

### 长期医嘱

一级护理

普通饮食

心电监护（心率、血压、呼吸频率、经皮血氧饱和度），q.1h.

氧疗(管道氧),q.1h.(维持血氧饱和度大于0.94)

呼吸治疗(拍背,吸痰),t.i.d.

| | |
|---|---|
| 吸入用布地奈德 1mg<br>沙丁胺醇 2.5mg<br>0.9% 氯化钠注射液 2ml | 雾化吸入,b.i.d. |

| | |
|---|---|
| 阿奇霉素 200mg<br>5% 葡萄糖注射液 200ml | i.v.gtt.,q.d. |

| | |
|---|---|
| 甲泼尼龙 20mg<br>5% 葡萄糖注射液 100ml | i.v.gtt.,q.d.(必要时 q.12h.) |

# 第六节 特发性肺含铁血黄素沉着症

## 【疾病概述】

本病病变特征为肺泡毛细血管出血,血红蛋白分解后以含铁血黄素形式沉着在肺泡间质,最后导致肺纤维化。发病年龄主要在儿童期,初发年龄多数在婴幼儿及学龄前。发病机制可能与自身免疫有关,但具体环节尚不清楚。本病病程长,反复发作,长期预后不良。临床表现在急性出血期为发病突然,发作性咳嗽、咯血、痰中带血丝或血块;皮肤苍白、乏力、心悸;部分病人呼吸困难、发绀。肺部体征不明显。慢性反复发作期症状为反复发作,慢性咳嗽、胸痛、低热、哮喘等。咯出物有少量较新鲜的血丝或陈旧性小血块。静止期指肺内出血已停止,无明显临床症状。后遗症期指由于反复出血已形成较广泛的肺间质纤维化。同时可见肝脾大、杵状指/

趾及心电图异常变化。

## 【治疗原则】

### 1. 寻找病因,去除诱因

### 2. 急性发作期

(1)卧床休息,氧疗,严重贫血者少量多次输新鲜血。

(2)糖皮质激素:甲泼尼龙($1\sim2mg/kg$,q.d.),氢化可的松[$3\sim5mg/(kg\cdot d)$],病情好转改口服泼尼松,症状完全缓解后 $2\sim3$ 周,逐渐减量至最低维持量(以能控制症状为标准),维持时间一般为 $3\sim6$ 个月。胸部 X 线检查病变未静止及减药过程中有反复的患者,疗程延长至 $1\sim2$ 年。

(3)激素治疗无效或有严重副作用者可试用其他免疫抑制剂,如环磷酰胺($8\sim12mg/kg$),硫唑嘌呤($1\sim3mg/kg$),羟氯喹[$4\sim6mg/(kg\cdot d)$]等,常与肾上腺皮质激素合用,继续用药至临床及实验室指标大致正常后适量维持约 1 年。

(4)如考虑牛奶诱发者,可停用牛奶 $2\sim3$ 个月,代以豆浆等代乳品。

(5)如药物无效,有明显的溶血反应、脾功能亢进或血小板减少者,少数病例可考虑行脾切除术。

### 3. 慢性反复发作期

(1)小量糖皮质激素维持治疗。

(2)去铁药物:甲磺酸去铁胺。

### 4. 静止期　重视日常的肺功能锻炼和生活护理。

## 【医嘱举例】

**现病史**:患儿女,9 岁,体重 25kg,因"反复咳嗽、咯血 2 个月,加重伴发热 1 周"入院。

**辅助检查:**血常规检查提示小细胞低色素贫血,胸部 X 线片提示双肺纹理粗重,可见界限不清的网格影及密度浓淡不一的云絮状阴影。

**诊断:**特发性肺含铁血黄素沉着症,肺部感染。

## 临时医嘱

血常规、C 反应蛋白
降钙素原
肝功能、肾功能
尿常规
便常规及潜血
动脉血气分析
凝血功能
抗核抗体、抗双链 DNA 抗体
抗中性粒细胞胞质抗体
抗磷脂抗体三项
抗肾小球基底膜抗体
肺通气功能
胸部高分辨率 CT
痰或胃液找含铁血黄素细胞(至少 3 次)
痰培养
支气管镜,p.r.n.

## 长期医嘱

一级护理
普通饮食
心电监护(心率、血压、呼吸频率、经皮血氧饱和度),q.1h.
氧疗(管道氧),q.1h.

| 甲泼尼龙 50mg<br>5% 葡萄糖注射液 100ml | i.v.gtt.,q.d.,或泼尼松 50mg,p.o.,q.d. |
| 环磷酰胺 250mg<br>0.9% 氯化钠注射液 250ml | i.v.gtt.,连用 2 天,q.2w. |

## 备 注

根据实验室检查结果选择敏感抗生素治疗,注意特发性肺含铁血黄素沉着症,尤其在激素及免疫抑制剂治疗过程中较易合并感染,应警惕军团菌及侵袭性肺曲霉菌病。

# 第七节 化脓性胸膜炎

## 【疾病概述】

化脓性胸膜炎又称脓胸,常见于婴幼儿。多继发于肺部感染和败血症;在肺脓肿和支气管扩张基础上引起的也不罕见;另外,纵隔炎、膈下脓肿、胸部创伤、手术或穿刺等直接污染也有可能引起。金黄色葡萄球菌所致脓胸占主要地位,链球菌或肺炎球菌并发脓胸在我国少见,革兰氏阴性杆菌混合感染也可见到。临床表现为发热、咳嗽、胸痛及呼吸困难。合并张力性脓气胸时,可突然出现呼吸急促、鼻翼扇动、发绀、烦躁、持续性咳嗽,甚至发生呼吸暂停。

## 【治疗原则】

治疗原则是控制全身和局部感染,充分排出脓液,尽早促进肺的膨胀以恢复其正常功能。

1. **一般疗法** 包括保持病室通风、温湿度适宜,吸氧,纠正水、电解质紊乱,镇静、止咳等。

2. **抗生素疗法** 抗生素应用的原则为早期、足量、广谱、联合、静脉、长疗程。根据药敏试验结果选用敏感抗生素。在体温正常、临床症状消失后 2~3 周减少抗生素剂量或停药。在病原菌未明时,可选青霉素类、头孢类抗生素。

3. **胸腔穿刺及闭式引流** 经胸腔穿刺抽脓,中毒症状仍未减轻或脓液黏稠不易抽出或有包裹,应采取胸腔闭式引流。

4. **支持疗法** 加强营养,给予高蛋白、高热量饮食;保证液体入量及维生素供应;酌情少量输血、血浆、白蛋白等增强机体免疫功能。

## 【医嘱举例】

**现病史:** 患儿男,12 岁,因"发热,咳嗽,胸痛 5 天"入院。

**查体:** 体重 35kg,体温 38℃。呼吸急促,双肺呼吸音粗,右肺呼吸音减低。

**辅助检查:** 胸部 X 线片提示右侧胸腔积液。

### 临时医嘱

血常规、C 反应蛋白

尿常规

便常规及潜血

动脉血气分析

肝功能、肾功能

电解质

降钙素原

T-SPOT.TB、肺炎支原体抗体

胸部 CT

胸腔穿刺术 / 胸腔闭式引流术

胸腔积液常规、生化、细菌培养及药敏试验

### 长期医嘱

一级护理

普通饮食

心电监护(心率、血压、呼吸频率、经皮血氧饱和度),q.1h.

阿莫西林克拉维酸钾 1g
0.9% 氯化钠注射液 250ml　│　i.v.gtt.,q.8h.

# 第六章　消化系统疾病

## 第一节　胃食管反流

### 【疾病概述】

胃食管反流（gastroesophageal reflux,GER）是指胃内容物或胆汁、胰酶等反流入食管引起的临床综合征,系多因素所致的上消化道功能障碍性疾病,分生理性和病理性2种。

生理性GER是健康人均有的正常现象,特别是新生儿,部分婴儿可持续数月,4月龄是反流症状最严重的阶段。多为无痛反流,不易激惹,生长发育正常。

病理性GER主要是由于食管下括约肌（lower esophageal sphincter,LES）功能障碍或与其相关的组织结构异常而导致括约肌功能障碍,进而出现的反流及其合并症,称胃食管反流病（GERD）。表现为婴儿拒食、反复呕吐、体重增长不良、易激惹、睡眠障碍,常出现呼吸系统症状（上呼吸道感染、喘息）,吞咽困难（吞咽疼痛）,弓背体位特别是进食时有哽噎、咳嗽、恶心等症状。

根据胃镜下食管黏膜表现分为3类:非糜烂性反流性食管病、反流性食管炎和Barrett食管,Barrett

食管儿童期发病罕见。

主要依据症状和体征来诊断,需详细记录患儿身高、体重、头围,并描记生长曲线。另外,要注意有无有助于诊断的阳性体征:咽部充血、扁桃体充血肿大、声嘶、Sandifer综合征、哽噎、恶心、窒息、腹胀,易激惹,反流、呕吐,体重减轻。

原则为尽量少的检查诊断,以下检查可考虑采用:①上消化道造影,对于反复反流、体重下降的婴儿可作为排除其他病因引起呕吐的选用方法。②食管pH值监测。③多通道腔内阻抗监测。④胃食管显像。⑤内镜和食管活检。

## 【治疗原则】

**1. 生活方式** ①体位:抬高上身30°。左侧卧位预防反流更优。②饮食:稠食喂养,少量多餐,睡前2小时不进食。对于考虑牛奶蛋白过敏导致的胃食管反流婴儿可尝试深度水解奶粉喂养。

**2. 药物治疗** 质子泵抑制剂(proton pump inhibitor,PPI)是治疗儿童反流相关性糜烂性食管炎的一线治疗药物。

对于GERD儿童,推荐使用疗程4~8周的$H_2$受体拮抗剂或PPI处理典型症状(胸骨后或上腹部疼痛)(表6-1)。

表6-1 胃食管反流常用药物剂量参考

| 药物 | 推荐剂量/<br>[$mg \cdot (kg \cdot d)^{-1}$] | 每日最大<br>剂量/mg |
|---|---|---|
| $H_2$受体拮抗剂 | | |
| 雷尼替丁 | 5~10(分2次) | 300 |
| 西咪替丁 | 30~40(分4次) | 800 |

续表

| 药物 | 推荐剂量 / [ mg·(kg·d) $^{-1}$ ] | 每日最大剂量 /mg |
|---|---|---|
| 法莫替丁 | 1(分 2 次) | 40 |
| **质子泵抑制剂** | | |
| 奥美拉唑 | 1~4 | 40 |
| 兰索拉唑 | 2 | 30 |
| 埃索美拉唑 | 体重 ≤ 10kg,10mg/d | 40 |
| | 体重 > 10kg,20mg/d | |

大多数经内科保守治疗可取得满意效果。对内科治疗无效、临床症状持续 18~24 个月者,可选用手术治疗。

## 【医嘱举例】

**现病史**:患儿女,7 岁。主诉"间断胸骨后灼烧痛 2 个月"。

**查体**:体重 25kg,身高 130cm,血压 90/55mmHg。咽不红,双侧扁桃体Ⅰ度肿大,心、肺、腹部均无明显异常。

### 临时医嘱

血常规、C 反应蛋白

尿常规

便常规及潜血

血沉

肝功能、肾功能

血淀粉酶、脂肪酶

胸部 X 线检查

心电图检查

腹部影像学检查

24 小时食管 pH 值、阻抗监测,必要时胃镜检查

**长期医嘱**

奥美拉唑 20mg,p.o.,b.i.d.,治疗 4~8 周后评估

# 第二节 幽门螺杆菌感染

## 【疾病概述】

幽门螺杆菌(*helicobacter pylori*,Hp)是一种革兰氏阴性螺旋杆菌,在胃型上皮细胞定居、繁殖。发展中国家的感染率明显高于发达国家,消化系统许多疾病如慢性胃炎、消化性溃疡、黏膜相关淋巴组织淋巴瘤、胃癌的发生与 Hp 感染密切相关。Hp 在我国儿童中的感染率相对较高,达到 15.7%~45.2%,严重影响儿童的生活质量和学习。

Hp 感染主要通过口 - 口或粪 - 口途径,也可经医疗器具传播。人是 Hp 唯一已知的自然宿主,儿童大部分为无症状携带者。

1. **感染检测方法** 胃镜活检胃黏膜细菌学检查是诊断 Hp 现症感染的金标准。

(1)快速尿素酶试验(rapid urease test,RUT):灵敏度 75%~100%,特异度 84%~100%,其操作简便、费用低、省时,但检测结果易受试剂 pH 值、取材部位、组织大小、细菌量及分布、观察时间、环境温度和胃炎严重程度等因素影响,故存在结果假阴性的情况。同时取 2 块组织进行检测(胃窦和胃体各 1 块)可以

提高检测灵敏度。

(2)组织学检测:灵敏度66%~100%,特异度94%~100%,检测 Hp 的同时,可对胃黏膜病变进行诊断(HE 染色),是唯一能确诊 Hp 感染同时判断其损伤程度的方法,但 Hp 在胃内呈灶性分布,其检出率易受取材部位及大小、细菌数量及一些疾病如消化道出血、胃黏膜萎缩等的影响。

(3)Hp 培养:灵敏度55%~96%,特异度100%,是诊断 Hp 现症感染的金标准,Hp 培养可进行药敏试验和细菌学研究。但复杂、耗时,需一定实验室条件,标本转送培养需专门的转送液并保持低温。

(4)尿素呼气试验(urea breath test,UBT):灵敏度75%~100%。特异度77%~100%,可反映全胃 Hp 感染状况,不会出现因细菌灶性分布而造成的假阴性结果。注意一般采用 $^{13}$C 尿素呼气试验,由于无放射性,适用于儿童,可用于诊断 Hp 现症感染,还可用于治疗后的复查。

(5)粪便 Hp 抗原检测(stool antigen test,SAT):灵敏度97%~98%,特异度95%~100%,检查时不需要口服任何试剂,是唯一一项诊断准确度不受患儿年龄影响的无创性检测方法。该方法的准确度可与UBT 相当。可用于 Hp 治疗前诊断和治疗后复查。

(6)血清抗体检测:灵敏度50%~100%,特异度70%~98%,检测的抗体反映一段时间内 Hp 感染的情况,Hp 根除后血清抗体可以维持很久,因此不能用于诊断现症感染,多用于流行病学调查。

(7)分子生物学检测:可用于检测粪便或胃黏膜组织等标本。其中聚合酶链反应试验(polymerase chain reaction,PCR)应用较为广泛。目前主要用作分子生物学及分子流行病学研究,尤其适用于菌株的 DNA 分型、耐药基因突变的检测。

2. **Hp 感染的诊断** 符合下述四项之一者可判断为 Hp 现症感染。

(1)细菌培养阳性。

(2)组织病理学检查和 RUT 均阳性。

(3)若组织病理学检查和 RUT 结果不一致,需进一步行非侵入性检测,如 UBT 或 SAT。

(4)消化性溃疡出血时,组织病理学或 RUT 中任一项阳性。

诊断儿童 Hp 感染,需要至少 2 种检查结果一致。

## 【治疗原则】

1. **根除 Hp 的常用药物**

(1)抗生素

1)阿莫西林 50mg/(kg·d),分 2 次口服(最大剂量 1g,2 次 /d)。

2)甲硝唑 20mg/(kg·d),分 2 次口服(最大剂量 0.5g,2 次 /d)。

3)替硝唑 20mg/(kg·d),分 2 次口服。

4)克拉霉素 15~20mg/(kg·d),分 2 次口服(最大剂量 0.5g,2 次 /d)。

(2)铋剂:胶体次枸橼酸铋剂(>6 岁),6~8mg/(kg·d),分 2 次(餐前口服)。

(3)抗酸分泌药:奥美拉唑 0.6~1.0mg/(kg·d),分 2 次(餐前口服)。

2. **根除 Hp 的治疗方案**

(1)一线方案(首选方案):适用于克拉霉素耐药率较低(<20%)的地区,方案为 PPI+ 克拉霉素 + 阿莫西林,疗程 10 天或 14 天;若青霉素过敏,则换用甲硝唑或替硝唑。克拉霉素耐药率较高(>20%)的地区,含铋剂的三联疗法(阿莫西林 + 甲硝唑 + 胶体次枸橼酸铋剂)以及序贯疗法(PPI+ 阿莫西林 5 天,PPI+ 克拉霉素 + 甲硝唑 5 天)可作为一线疗法。

(2)二线方案:用于一线方案失败者,PPI+ 阿莫西林 + 甲硝唑(或替硝唑)+ 胶体次枸橼酸铋剂,或伴同疗法(PPI+ 克拉霉素 + 阿莫西林 + 甲硝唑),疗程 10 天或 14 天。

根除治疗 4 周后复查尿素酶呼气试验。

## 【医嘱举例】

**现病史**:患儿男,13 岁,反复上腹痛 3 个月,家族史中父亲因胃癌去世,查 $^{13}$C 呼气试验阳性,家属治疗意愿强烈。

**查体**:体重 40kg,身高 155cm,浅表淋巴结未触及肿大。双肺呼吸音清,腹软,上腹部轻压痛,无反跳痛,双下肢无皮疹,四肢活动好。

### 临时医嘱

血常规、C 反应蛋白

尿常规 + 沉渣

便常规 + 潜血

肝功能、肾功能

腹部超声

胸部 X 线检查

心电图检查

### 长期医嘱

奥美拉唑 20mg,p.o.,b.i.d.

阿莫西林 1g,p.o.,b.i.d.

克拉霉素 0.4g,p.o.,b.i.d.

# 第三节　消化性溃疡

## 【疾病概述】

消化性溃疡是发生在胃肠道的、由于侵袭因子(胃酸、胃蛋白酶、胆盐等)与黏膜防御因子(黏膜屏障、黏液碳酸氢盐屏障等)失去平衡所导致的黏膜溃疡。按发生部位可分为胃溃疡、十二指肠溃疡、食管溃疡等；根据病因可分为原发性溃疡和继发性溃疡。小儿各年龄均可发病，婴幼儿以继发性溃疡多见，常有明确病因；学龄前和学龄期儿童多为原发性溃疡，男孩多于女孩。本病病因与多种因素有关，确切发病机制尚不明确。

诊断主要依据临床表现及相关检查：

(1)临床表现：呕吐，脐周或上腹部疼痛，上消化道出血、穿孔等。

(2)辅助检查：便常规及便潜血、血常规等。

(3)特殊检查：上消化道造影、上消化道内镜检查。

## 【治疗原则】

1. **饮食调节**　养成良好的饮食习惯及生活规律，少吃生冷及刺激性食物。

2. **药物治疗**

(1)黏膜保护剂：①硫糖铝 10~25mg/(kg·d)，分 3~4 次口服，疗程 4~8 周；②蒙脱石散 3g，每天 3 次，溶于 50ml 温水口服；③L-谷氨酰胺呱仑酸钠颗粒 0.5 袋,每天 3 次,溶于 50ml 温水口服。

(2)$H_2$ 受体抑制剂: ①法莫替丁 0.6~1.0mg/(kg·d), 早、晚饭后服用; ②西咪替丁 15~20mg/(kg·d),分 4 次口服。

(3)质子泵抑制剂: 奥美拉唑 0.5~0.7mg/(kg·d),疗程 2~4 周。

(4)如有 HP 感染,积极抗幽门螺杆菌治疗。

**3. 外科手术治疗**　①大量或反复出血,内科止血效果不佳; ②穿孔; ③幽门梗阻; ④内科治疗无效。

## 【医嘱举例】

**现病史:** 患儿男,15 岁,因"反复上腹痛 1 个月"就诊。

**查体:** 血压 110/60mmHg, 体重 60kg, 身高 170cm,浅表淋巴结未触及肿大。双肺呼吸音清,腹软,上腹部轻压痛,无反跳痛,双下肢无皮疹,四肢活动好。

### 临时医嘱

血常规、C 反应蛋白

尿常规

便常规 + 潜血

肝功能、肾功能

心肌酶谱

血淀粉酶、脂肪酶

$^{13}$C 尿素呼气试验

胸部 X 线检查

心电图

电子胃镜检查

| 5% 葡萄糖氯化钠溶液 500ml<br>15% 氯化钾溶液 5~10ml | i.v.gtt., 全天总量 约 2 000~2 500ml |

### 长期医嘱

禁食(如有活动性出血)

心电监护全套

记 24 小时出入量

| 奥美拉唑 40mg<br>5% 葡萄糖注射液 100ml | i.v.gtt., q.d. |

待活动性出血停止后逐渐恢复流食、半流食、软食、普通饮食

## 第四节　儿童腹泻

### 【疾病概述】

儿童腹泻是一种多病原体、多因素引起的消化道疾病,是发展中国家小儿常见多发病及死因的第一位,在我国也是仅次于呼吸道感染的小儿常见病。本病主要以大便次数比平时增多及大便性状改变为特点。婴幼儿由于与尿液混合常难以界定腹泻情况。

按病因可分为感染性腹泻和非感染性腹泻;按病程分为急性腹泻和慢性腹泻,病程>2 个月,为慢性腹泻。慢性腹泻为一大类疾病,可能包含一些少见的先天性疾病。按腹泻程度又可分为轻型和重型腹泻,导致患儿出现不同程度的脱水和电解质紊乱,

常需要积极的补液治疗。

脱水的临床处理应首先判断程度,区分性质。

**1. 脱水程度** 根据体液丢失的情况可将脱水分为 3 度。

(1)轻度脱水:体液丢失约占体重的 5% 以下,精神稍差,皮肤及黏膜稍干,尿量略少,哭时泪亦略少,皮肤弹性正常。

(2)中度脱水:体液丢失约占体重的 5%~10%,精神萎靡或烦躁不安,皮肤干燥、弹性差、毛细血管充盈时间 1~2 秒。前囟、眼窝凹陷,哭时泪少,尿量明显减少,四肢稍凉,心率、脉搏增快。

(3)重度脱水:体液丢失超过体重的 10%,嗜睡、昏迷甚至惊厥,皮肤极度干燥,弹性极差,毛细血管充盈时间>2 秒。前囟、眼窝深陷,哭时无泪,尿量极少甚至无尿,出现有效循环血量不足,表现为四肢冷、皮肤发花、心率快、心音低钝、脉搏细弱、血压下降。

**2. 脱水性质** 根据水和电解质损失比例不同可将脱水分为 3 种类型。

(1)等渗性脱水:临床上最多见,血钠为 130~150mmol/L,血浆渗透压在 280~320mOsm/L,临床表现为上述脱水的一般症状与体征,缺乏独特的表现。

(2)低渗性脱水:血钠<130mmol/L,血浆渗透压<280mOsm/L,临床除脱水的一般表现外,常发生皮肤弹性减退和休克,易导致细胞内水肿,引起颅内压增高,神经系统症状明显。但口渴反而不明显。

(3)高渗性脱水:血钠>150mmol/L,血浆渗透压增高>320mOsm/L,除脱水的一般表现外,口渴是高渗脱水的一个突出表现,尿量减少多较显著,易激惹、烦躁,甚至惊厥、昏迷,体温常升高,皮肤、黏膜干燥。

## 【治疗原则】

1. **液体疗法**(fluid therapy)　指当某些疾病引起水、电解质和酸碱平衡紊乱时,通过输注某些液体以帮助体液重新获得平衡的一种治疗手段。

补液前首先应对病情进行全面的分析与判断,尽量明确导致脱水的病因。

三定原则:定量、定性、定速。

补液原则:先浓后淡,先盐后糖,先快后慢,见尿补钾。

补液方式分为口服补液及静脉补液 2 种。

(1) 口服补液:轻中度脱水可用口服补液盐纠正,轻度脱水最初 4 小时内口服补液盐的用量(ml)=体重(kg)×50ml;中度脱水在 6 小时左右口服 60~90ml/kg。

(2) 静脉补液方案:补充累积损失量＋继续损失量＋生理需要量 3 部分。

1) 补液总量:轻度脱水为 90~120ml/kg;中度脱水为 120~150ml/kg;重度脱水为 150~180ml/kg。

2) 补液性质:　低渗性脱水　　2/3 张液

等渗性脱水　　1/2 张液

高渗性脱水　　1/3 张液

暂时难以确定脱水性质者,可先按等渗性脱水处理。

3) 补液速度:先快后慢。补液总量的 1/2 在最初 8~12 小时内输完。有休克时先行扩容,用 2∶1 等张含钠液或 1.4% 碳酸氢钠注射液,10~20ml/kg (总量不超过 300ml)于 30~60 分钟内静脉注入。如果症状以呕吐或感染性休克为主,也可直接用等渗的生理盐水快速扩容。低渗性脱水的纠正速度可稍快,出现明显水中毒症状如惊厥时,需用 3% 氯化钠注射液,12ml/kg 可提高血钠 10mmol/L,纠正血清钠至 125mmol/L。高渗性脱水补液可稍慢,纠正高钠以每日降低血清钠 10mmol/L 为宜。

(3)补钙、补镁治疗:补液过程中出现惊厥、手足抽搐时,10% 葡萄糖酸钙注射液 5~10ml 用等量 5% 葡萄糖注射液稀释后静脉滴注。心力衰竭患者在使用洋地黄制剂时慎用。

补钙无效要考虑低镁血症。监测血镁,同时可用 25% 硫酸镁注射液每次 0.2~0.4ml/kg,深部肌内注射,每日 2~3 次,症状消失后停用。

**2. 继续饮食** 继续母乳喂养;给予易消化的平常饮食,如粥、面片等。

**3. 合理用药**

(1)合理使用抗生素:一般水样便不用抗生素,黏液便、脓血便可选用抗生素。

(2)微生态疗法:如布拉酵母菌、鼠李糖乳杆菌、双歧杆菌、嗜酸乳杆菌等。

(3)肠黏膜保护剂:如蒙脱石粉等。

(4)避免用止泻剂:如洛哌啶醇,因抑制胃肠动力,增加细菌繁殖和毒素的吸收,对于感染性腹泻有时是很危险的。

(5)补锌治疗:急性腹泻患儿( >6 个月),每日给予元素锌 20mg,6 个月以下婴儿给予 10mg/d,疗程 10~14 天。元素锌 20mg 相当于硫酸锌 100mg,葡萄糖酸锌 140mg。

【医嘱举例】

**现病史**:患儿 8 个月,体重 8kg。腹泻 4 天,每天 10 余次水样便,12 小时无尿。

**查体**:呼吸深长,前囟、眼窝明显凹陷,皮肤弹性很差,四肢厥冷。

### 临时医嘱

血常规、C 反应蛋白

血气分析

电解质

尿常规

便常规 + 潜血、大便苏丹Ⅲ染色

肝功能、肾功能

0.9% 氯化钠注射液 160ml,i.v.gtt.,160ml/h

或,0.9% 氯化钠注射液 100ml

5% 碳酸氢钠溶液 14ml $\Big\}$ i.v.gtt.,150ml/h

5% 葡萄糖注射液 36ml

根据监测电解质情况,调整补液的液体张力;如为低渗性脱水,选用 4∶3∶2 液体继续补液。

### 备 注

以本患儿为例,补液量与输注时间计算如下。

**1. 补液量**

第 1 天补液总量:8×(150~180)=1 200~1 440ml

先给予总量的一半为 600~720ml,首批补液量 8×20=160ml。

**2. 输注时间** 共 8~12 小时。

首批补液:160ml,30~60 分钟静脉滴入。

第二批补液:(600~720)−160=440~560ml,补液时间为(8~12)−1=7~11 小时。

# 第五节 炎症性肠病

## 【疾病概述】

炎症性肠病（inflammatory bowel disease，IBD）是一组非特异性、慢性胃肠道炎症性疾病，包括溃疡性结肠炎（ulcerative colitis，UC）、克罗恩病（Crohn's disease，CD）和未定型结肠炎（indeterminate colitis，IC）。

UC主要累及结肠黏膜和黏膜下层，大多从远端结肠开始，逆行向近端发展，可累及全结肠甚至末端回肠，呈连续性分布，临床主要表现为腹泻、黏液血便、腹痛。

CD为一种慢性肉芽肿性炎症，病变呈穿壁性炎症，多为节段性、非对称分布，可累及胃肠道各部位，以末段回肠和附近结肠为主，临床主要表现为腹痛、腹泻、瘘管和肛门病变。

IC指既不能确定为CD又不能确定为UC的结肠病变，病变主要位于近端结肠，远端结肠一般不受累，即使远端结肠受累，病变也很轻。

UC、CD和IC三者均可合并不同程度体重下降、生长迟缓和全身症状。

CD的完整诊断包括临床类型、疾病活动度、有无并发症（狭窄、肛瘘）等。评估包括巴黎分型和疾病活动度评估。儿童克罗恩病活动指数（pediatric Crohn's disease activity index，PCDAI）<10.0定义为缓解期，10.0~27.5定义为轻度活动期，30.0~37.5定

义为中度活动期,40.0~100.0 为重度活动期。

UC 病情的全面评估,包括临床类型、病变范围、疾病活动度。

(1)临床类型:分为初发型和慢性复发型。初发型指无既往病史而首次发作;慢性复发型指在临床缓解期再次出现症状。

(2)病变范围:推荐采用巴黎分类。

(3)疾病活动度:UC 病情分为活动期和缓解期,活动期的疾病按严重程度分为轻、中、重度。儿童溃疡性结肠炎活动指数(pediatric ulcerative colitis activity index,PUCAI)可以用来评估疾病活动性。将 PUCAI<10 定义为缓解期,10~34 定义为轻度活动期,35~64 定义为中度活动期,≥65 定义为重度活动期。

## 【治疗原则】

**1. 营养支持**　整蛋白配方作为全肠内营养的首选。轻中度儿童 CD 首选一线诱导缓解方案,疗程 6~12 周,随后 2~4 周添加低脂少渣食物。随后每3~4 天添加 1 种简单易消化的食物,避免高脂粗纤维食物。中重度 CD 的诱导缓解治疗,要素饮食与整蛋白饮食效果相当。

**2. 药物治疗**

分级:根据疾病轻、中、重度不同级别选择合适的治疗方案。

分期:指判断疾病处于活动期或缓解期,活动期以控制炎症和缓解症状为主要目标,缓解期则以维持缓解、预防复发为主。

分段:根据病变部位和病变范围确定治疗方案和给药途径,如远端结肠炎可采用局部治疗,广泛性结肠炎或有肠外病变者则以全身治疗为主。

(1)克罗恩病的治疗:见表 6-2。

表 6-2 克罗恩病的治疗

| | 剂量 | 适应证 |
|---|---|---|
| **诱导缓解** | | |
| 泼尼松 | 1mg/(kg·d)(最大 40~60mg),逐渐减量 | 中重度病例 |
| 英夫利西单抗 | 5mg/kg,0 周、2 周、6 周 | 用于反复发作、激素依赖的病例 |
| **维持缓解** | | |
| 6-巯基嘌呤、硫唑嘌呤 | 1~1.5mg/(kg·d)、2~3mg/(kg·d) | 中重度病例 |
| 甲氨蝶呤 | 15~25mg/m$^2$,每周 1 次,肌内注射或口服 | 中重度病例 |
| 氨基水杨酸 | 50~100mg/(kg·d) | |
| 英夫利西单抗 | 每 8~12 周,或症状发作时 | 反复发作、激素依赖的病例 |

1)抗生素:第三代头孢菌素和甲硝唑[15~30mg/(kg·d),每天 3 次]联合使用有一定的免疫调节作用,减少细菌过度生长,可用于回结肠和结肠 CD。

2)5-氨基水杨酸(5-aminosalicylic acid,ASA):口服制剂包括柳氮磺吡啶和美沙拉秦。美沙拉秦 50~100mg/(kg·d),用于轻中度 CD 诱导缓解和维持缓解。副作用包括头痛、恶心、腹泻、关节痛、过敏反应、蛋白尿、间质性肾炎、胰腺炎、白细胞减少、肝功损害等。

3)免疫调节剂:可用于 CD 维持缓解,也可与抗肿瘤坏死因子α抗体(TNF-α抗体)联合使用,抑制免疫,抑制淋巴细胞增殖,减少TNF-α抗抗体的产生,副作用为恶心、呕吐、腹泻、过敏反应、肝毒性、感染、肝脾T细胞淋巴瘤。用药之前查硫嘌呤甲基转移酶(无活性者不采用,活性低者调整剂量),用药期间监测血常规和肝、肾功能。

4)糖皮质激素:初始泼尼松1~2mg/(kg·d),最大量40~60mg。有效抑制急性炎症,迅速缓解症状。使用原则是一经缓解激素尽快减量,不用激素作为维持治疗。布地奈德是一种特殊的、回肠释放的激素,可用于轻至中度回肠或回盲部病变。

5)TNF-α单克隆抗体

A.英夫利西单抗(infliximab,IFI):是首个用于儿童克罗恩病的TNF-α抗体,为人鼠嵌合,故在使用过程中易产生输液反应、发热/寒战、迟发高敏反应、脱髓鞘综合征和狼疮样综合征,也可能诱导抗英夫利西单抗抗体产生,降低药物效价。开始治疗前查PPD、胸部X线检查、血常规、肝肾功能。

推荐剂量:诱导缓解剂量为5mg/kg,首次用药后的第2周、第6周分别给予第2针和第3针;维持缓解剂量为5mg/kg,每8周1次;如无反应或药物浓度低可加量至10mg/kg,或者每4周使用1次;如药物谷浓度超过10μg/ml或已达到缓解,可考虑减少剂量。

B.阿达木单抗(adalimumab,ADA):纯人源化抗体,副作用相对少见。国外可用于6岁及以上儿童,目前国内尚无适应证。

推荐皮下注射剂量如下:诱导缓解,首次2.4mg/kg(最大160mg),第2周1.2mg/kg(最大80mg),之后每隔1周给予0.6mg/kg(最大40mg);或者按照体重考虑下述方案。

≥40kg：第 1 天 160mg(d1 给或分为连续的 2 天),2 周后 80mg(d15),之后每 2 周给予 40mg。

17~40kg：第 1 天 80mg(d1 给或分为连续的 2 天),2 周后 40mg(d15),之后每 2 周给予 20mg。

6）他克莫司和环孢素：用于中重度疾病的诱导缓解和肛周病变,副作用为高血压、肝肾毒性、感染、齿龈增生、多毛等。

7）甲氨蝶呤(MTX)：用于中重度 CD 的维持缓解,联合 TNF-α 单克隆抗体使用,副作用为恶心、呕吐、黏膜炎、骨髓抑制、肝肾功能损害。MTX 给药后 24~72 小时需给予叶酸 5mg/d,或 1mg/d 连续 5 天。

8）沙利度胺：可用于 CD 合并结核分枝杆菌感染及儿童难治性 CD。用量为 1.5~2.5mg/(kg·d),用药前需与家属充分沟通。

备注：CD 的手术指征,①病变局限于小肠或结肠且内科药物治疗无效；②肠穿孔；③狭窄性伴不完全性小肠梗阻症状和顽固性出血。肛瘘多需要内外科联合治疗。

(2)溃疡性结肠炎的治疗(相关药物副作用见前 CD)。

1）5- 氨基水杨酸用于轻中度 UC 的诱导缓解和维持缓解治疗。直肠制剂用药量为 25mg/(kg·d),最大总剂量为 1g/d,口服用药量为 30~50mg/(kg·d)。

2）糖皮质激素用于中重度 UC 的诱导缓解。

3）6- 巯基嘌呤 / 硫唑嘌呤用于 UC 的维持缓解。

4）他克莫司 / 环孢素用于重度 UC 的诱导缓解。

5)TNF-α 单克隆抗体:用于中重度 UC 的诱导缓解。

备注:UC 手术治疗的指征有严重出血、激素依赖或抵抗、中毒性巨结肠、高度异型性增生、肿瘤。全结肠切除术有治愈效果。

## 【医嘱举例】

**现病史**:患儿女,13 岁,因"间断腹泻、腹痛 2 年"入院。主要为黄色糊状便,无黏液脓血。无皮疹和关节肿痛。

**查体**:身高 145cm,体重 40kg。浅表淋巴结未触及肿大。甲状腺无肿大。心、肺查体(−),腹软,肝脾未触及,四肢活动度好。

### 临时医嘱

血常规、C 反应蛋白

血沉

尿常规

便常规及潜血(便潜血 3 次均阳性,未见红细胞、白细胞)

大便细菌培养、涂片、抗酸染色、真菌涂片

肝功能、肾功能

淀粉酶、脂肪酶

生长评估:甲状腺功能、生长激素、胰岛素样生长因子 1、25- 羟维生素 D

炎症性肠病相关抗体

抗核抗体谱

腹部超声(肝胆胰脾双肾 + 肠道超声)

上消化道造影

腹盆增强 CT/MRI+ 小肠三维重建

胃镜及结肠镜、胶囊内镜、小肠镜检查

骨龄、骨密度

### 长期医嘱

儿科护理常规

少渣饮食

全肠内营养支持

排除感染后加用生物制剂治疗：如英夫利西单抗，5mg/kg，0周、2周、6周，后每间隔8周维持治疗

### 备　注

儿童IBD涉及儿童消化、营养、内分泌、心理多学科，主张多学科协作，为儿童IBD患者成长保驾护航。

# 第六节　消化道出血

## 【疾病概述】

消化道各部位均可发生出血，出血的症状取决于出血的部位和性质。

1. 同时有呕血和黑便提示上消化道出血可能（表6-3）。

2. 急性上消化道出血是指十二指肠悬韧带以上的消化道包括食管、胃、十二指肠、胆管和胰管等病变引起的出血。

3. 便血提示下消化道出血可能性大，但若近十二指肠悬韧带的上消化道大量出血、快速排出也

可表现为便血（表 6-4）。

4. 根据出血的病因分为非静脉曲张性出血和静脉曲张性出血两类。

表 6-3　不同年龄上消化道出血的病因

| 新生儿时期 | 婴儿期 | 儿童及青春期 |
|---|---|---|
| 咽下母亲血液 | 应激性胃炎/溃疡 | 消化性溃疡 |
| 维生素 K 缺乏 | 消化性溃疡 | 食管贲门黏膜撕裂 |
| 应激性胃炎 | 食管贲门黏膜撕裂 | 食管-胃底静脉曲张 |
| 血管畸形等 | 血管畸形等 | 食管炎、异物、血管炎等 |

表 6-4　不同年龄下消化道出血的病因

| 新生儿时期 | 婴儿期 | 儿童及青春期 |
|---|---|---|
| 咽下母亲血液 | 肛裂 | 肛裂 |
| 肛裂 | 过敏性结肠直肠炎 | 感染性肠炎 |
| 过敏性结肠直肠炎 | 感染性结肠炎 | 幼年型息肉病 |
| 坏死性小肠结肠炎 | 肠套叠 | Meckel 憩室 |
| 凝血异常等 | 幼年型息肉病 | 过敏性紫癜 |
| | 血管畸形等 | 炎症性肠病等 |

注：果酱样便（currant-jelly stool）为典型的肠套叠时的血便症状。

【治疗原则】

治疗的关键是维持气道和生命体征的稳定以及足够的液体复苏。

1. **仔细的体格检查**　①监测生命体征，评估出血量。心动过速提示 >10% 血管内血量丢失；从卧位到坐位心率增快 >20 次/min 或血压下降 >10mmHg 提示 20% 血量丢失；毛细血管充盈时间延长提示 25% 血量丢失；神志状态改变提示 30%~40% 血量丢失。②面色苍白提示急性或慢性贫血。③关节血肿、出血点、紫癜提示凝血异常、血小板减少、过敏性紫癜等；肛周疾病提示可能为儿童 CD；黄疸、腹水、腹胀、肝脾大、蜘蛛痣提示慢性肝脏疾病；外部的血管瘤、血管扩张提示可能为肠道血管畸形。

**2. 进行危险分层** 危险上消化道出血的预测指标包括难以纠正的低血压、鼻胃管抽出物可见红色或咖啡样胃内容物、心动过速、血红蛋白进行性下降或血红蛋白<80g/L。

3. 必要时输注红细胞，纠正凝血功能异常。启动质子泵抑制剂（proton pump inhibitor，PPI）治疗。

4. 在肝病所致上消化道出血时，考虑加用生长抑素，生长抑素可以降低门脉压力，由于半衰期短，用法为首剂 3.5μg/kg，成人量 250μg，后续以 3.5μg/（kg·h）剂量维持，注意监测血糖。

5. 病情稳定后可考虑内镜检查明确出血部位。如出血加重，必要时可考虑手术治疗。

6. 如胃镜、结肠镜无法明确出血部位，后续可考虑胶囊内镜检查，注意需要先排除肠道梗阻。

7. 上述方法仍无法明确出血部位时，可考虑核医学检查，出血速度>0.1ml/min 时放射标记的红细胞可以被检测到。血管造影可检测到>0.5ml/min 的出血部位。

## 【医嘱举例】

**现病史：**患儿男，15 岁，因"呕血伴黑便、意识丧失 1 小时"急诊入院。

**查体:**体重 50kg,身高 167cm。经皮血氧饱和度 98%,血压 80/50mmHg。面色苍白,双肺呼吸音清,心率 120 次/min,腹略胀,脾肋下 2cm,四肢末梢凉。否认异物食入史,否认特殊药物使用史。

**临时医嘱**

放置胃管
血气分析
电解质
血常规
血型＋配血
便常规＋潜血
尿常规
肝功能、肾功能
感染四项
凝血功能
葡萄糖氯化钠注射液 500ml,i.v.gtt.(根据出血量调整)
配型的红细胞 2 个单位,i.v.gtt.
奥美拉唑 40mg
0.9% 氯化钠注射液 100ml ｜ i.v.gtt.
病情稳定后可考虑行急诊胃镜检查,若为食管 - 胃底静脉曲张,内镜下治疗。

**长期医嘱**

病危
禁食
儿科护理
心电监护全套(心率、血压、血氧饱和度)

记 24 小时出入量

奥美拉唑 40mg

0.9% 氯化钠注射液 100ml ｜ i.v.gtt.,q.d.

生长抑素 3.5μg/(kg·h),持续静脉泵入

待生命体征稳定,无活动性出血后,逐渐恢复饮食。

# 第七章　心血管系统疾病

## 第一节　先天性心脏病

【疾病概述】

先天性心脏病是指在胚胎发育时期由于心脏及大血管的形成障碍或发育异常引起的解剖结构异常，或出生后应自动关闭的通道未能闭合。常见的先天性心脏病包括房间隔缺损、室间隔缺损、动脉导管未闭等（见表 7-1）。

表 7-1　常见先天性心脏病的临床表现及影像学特点

| | 分类 | 症状 | 体征 | X 线 |
|---|---|---|---|---|
| 房间隔缺损 | 原发孔型 继发孔型 静脉窦型 冠状静脉窦型 | 肺循环充血 体循环缺血 乏力、头晕、多汗气促、发育迟缓 | 胸骨左缘第 2、3 肋间闻及收缩期杂音 心界扩大，可有震颤，$P_2$ 亢进与固定分裂 | 梨形心,右心房、右心室扩大,肺充血肺动脉段突出,肺门舞蹈,左心房可轻微扩大,左心室缩小,主动脉影缩小 |

续表

| | 分类 | 症状 | 体征 | X线 |
|---|---|---|---|---|
| 室间隔缺损 | 小型<br><5mm<br>中型 5~15mm<br>大型>15mm | 无<br><br>肺循环充血<br><br>肺循环充血<br>体循环缺血 | 胸骨左缘3、4肋间闻及收缩期杂音、心界扩大、震颤严重者可有艾森门格综合征,有发绀 | 靴形心,左右心室增大,左心室为主;肺充血、主动脉影缩小,肺动脉分支增粗,外周血流少,心影略大或正常 |
| 动脉导管未闭 | 管型<br>漏斗型<br>窗型 | 肺循环充血<br>体循环缺血 | 胸骨左缘上方连续性机器样杂音、差异性发绀、周围血管征 | 左心室增大,右心室可大,肺充血,主动脉影缩小 |
| 法洛四联症 | 肺动脉狭窄<br>主动脉骑跨<br>室间隔缺损<br>右心室肥厚 | 发绀、蹲踞症状、杵状指、阵发性缺氧发作 | 胸骨左缘2、3、4肋间闻及收缩期杂音,为肺动脉狭窄,无震颤,$P_2$减弱,杵状指 | 靴形心,肺缺血(肺动脉段凹陷、肺纹理减少),右位主动脉弓 |

## 【治疗原则】

1. 避免感染,酌情限制体力活动,积极治疗感染。

2. 控制心力衰竭(详见第四节心力衰竭)。

3. 手术或介入治疗。

## 【医嘱举例】

**现病史：**患儿 9 个月，主诉"哭闹后发绀 2 个月，加重 1 周"，既往曾患肺炎 2 次。

**查体：**体重 8kg，发育营养差，胸骨左缘第 3、4 肋间闻及 3 级收缩期杂音，肺动脉瓣区第二音亢进，心尖部有 1 级舒张期杂音，心电图示左、右心室肥大。

**辅助检查：**胸部 X 线检查提示双肺充血，心外形轻度增大，后前位提示左心缘较长，肺动脉段突出，左前斜位示左支气管略抬高，心后三段突出。超声心动图提示室间隔缺损 8mm，左向右分流。

### 临时医嘱

血常规、C 反应蛋白

尿常规、便常规

肝功能、肾功能

心肌酶谱

脑钠肽（BNP）/ 氨基末端脑钠肽前体（NT-proBNP）

凝血功能

血型、配血

感染四项

心电图、动态心电图

心脏超声

胸部正位 X 线检查

腹部超声

| | |
|---|---|
| 10% 葡萄糖注射液 250ml<br>浓氯化钠注射液 5ml | i.v.gtt.，20ml/h<br>（禁饮食期间） |

**长期医嘱**

儿科护理常规
一级护理
记 24 小时出入量
术前禁饮食 12 小时

# 第二节　心律失常

## 【疾病概述】

心律失常是指心脏冲动的频率、节律、起搏部位、传导速度与激动次序的异常(见表 7-2)。常见病因包括各种器质性心脏病及自主神经功能失调、电解质或内分泌紊乱、手术、药物作用等。

表 7-2　常见的心律失常类型

| 心律失常 | 激动起源异常 | 窦性心律失常 | 过速、过缓、不齐、停搏 | |
|---|---|---|---|---|
| | | 异位心律 | 被动性 | 逸搏与逸搏心律(房性、交界区性、室性) |
| | | | 主动性 | 期前收缩(房性、交界区性、室性) |
| | | | | 阵发性与非阵发性心动过速(房性、交界区性、室性) |
| | | | | 扑动与颤动(心房和心室) |

续表

| 心律失常 | 激动传导异常 | 生理性传导障碍 | 干扰及脱节 |
|---|---|---|---|
| | | 病理性传导障碍 | 窦房阻滞 |
| | | | 房内阻滞 |
| | | | 房室阻滞(一度、二度、三度) |
| | | | 室内阻滞(左、右束支及左束支分支) |
| | | 捷径传导 | 预激综合征 |

## 【治疗原则】

1. **识别和纠正血流动力学障碍** 心律失常急性期应根据血流动力学状态来决定处理原则。血流液动力学状态不稳定包括进行性低血压、休克、急性心力衰竭、进行性缺血性胸痛、晕厥、意识障碍等。在血流动力学不稳定时不应苛求完美的诊断流程,而应追求抢救治疗的效率。严重血流动力学障碍者,需立即纠正心律失常。对快速心律失常应采用电复律,见效快又安全。电复律不能纠正或纠正后复发,需兼用药物。心动过缓者需使用提高心率的药物或置入临时起搏器治疗。血流动力学相对稳定者,根据临床症状,心律失常性质,选用适当治疗策略,必要时可观察。所选药物以安全为主,即使不起效,也不要加重病情或使病情复杂化。

2. **查明病因、诱因并及时纠正** 基础疾病和心功能状态与心律失常尤其是室性心律失常的发生关系密切。

**3. 心律失常药物治疗**　服药期间,根据药物半衰期,监测心率、血压、心电图。

(1) I 类药物:钠通道阻滞剂。

1) 利多卡因:对短动作电位时程的心房肌无效,因此仅用于室性心律失常。

给药方法:负荷量 1mg/kg,如无效,10~15 分钟后可重复负荷量,最大用量不超过 5mg/kg,维持剂量为 20~50μg/(kg·min)。

2) 普罗帕酮:适用于室上性和室性心律失常的治疗。

给药方法:口服剂量为 1~3mg/(kg·次),每日 2~3 次,宜在饭后或与食物同服。静脉注射剂量为 20~40mg/h。

副作用为室内传导障碍加重,QRS 波增宽,出现负性肌力作用,诱发或使原有心力衰竭加重,造成低心排血量状态,进而室性心动过速恶化。

(2) II 类药物:β 受体阻滞剂。

艾司洛尔:为静脉注射剂,250mg/ml,25% 乙醇溶液,注意药物不能漏出静脉外,主要用于心房颤动或心房扑动患者紧急控制心室率,常用于麻醉时。

给药方法:负荷量 0.5mg/kg,1 分钟内静脉注射,继之以 0.05mg/(kg·min) 静脉滴注 4 分钟,在 5 分钟未获得有效反应,重复上述负荷量后继以 0.1mg/(kg·min) 静脉滴注 4 分钟,每重复 1 次,维持量增加 0.05mg,一般不超过 0.2mg/(kg·min),连续静脉滴注不超过 48 小时,用药的终点为达到预定心率,并监测血压不能过低。

(3) III 类药物:钾通道阻滞剂。

1) 胺碘酮:适用于室上性和室性心律失常的治疗,可用于器质性心脏病、心功能不全者,促心律失常反应少。

给药方法:静脉负荷量为 2.5~5mg/kg,缓慢推注,主要副作用为低血压(往往与注射过快有关)和心动过缓,尤其用于明显心功能不全或心脏明显扩大者,更要注意注射速度,监测血压。口服胺碘酮剂量为 10~15mg/(kg·d),分 2~3 次服用,但要注意根据病情进行个体化治疗。此药含碘量高,长期应用的主要副作用为甲状腺功能改变,应定期检查甲状腺功能。在常用的维持剂量下很少发生肺纤维化,但仍应注意询问病史和体检,定期行胸部 X 线检查,以早期发现此并发症。服药期间 QT 间期均有不同程度的延长,一般不是停药的指征。

2) 索托洛尔:口服剂,用于室上性和室性心律失常的治疗。

给药方法:2~8mg/(kg·d),分 2 次服用,小剂量开始。其半衰期较长,由肾脏排出,副作用与剂量有关,随剂量增加,扭转型室性心动过速发生率上升,电解质紊乱如低钾、低镁可加重索他洛尔的毒性作用。用药期间应监测心电图变化,当 QTc 延长时应考虑减量或暂时停药。窦性心动过缓、心力衰竭者不宜选用。

(4)Ⅳ类药物:钙通道阻滞剂。

维拉帕米:用于控制心房颤动和心房扑动的心室率,减慢窦性心动过速。

给药方法:口服剂量为 1~2mg/(kg·次),每日 2~3 次。静脉用量为 0.1~0.2mg/(kg·次),需缓慢滴注。

4. **非药物治疗** 刺激迷走神经、电击复律、电起搏、射频消融术、植入型心律转复除颤器、外科治疗。

### 5. 对症支持治疗

（1）心动过缓药物：阿托品 0.01~0.03mg/kg，i.v.，s.t.。

（2）营养心肌治疗

1）辅酶 $Q_{10}$：<1 岁，5mg，p.o.，b.i.d.；1~5 岁，10mg，p.o.，b.i.d.；>5 岁，10mg，p.o.，t.i.d.。

2）复合辅酶：0.1mg，i.v.gtt.，q.d.，房室传导阻滞禁用。

3）果糖二磷酸钠口服液：<1 岁，0.5g，i.v.gtt.，b.i.d.；1~3 岁，1g，i.v.gtt.，b.i.d.，；>3 岁，1g，i.v.gtt.，t.i.d.。

4）磷酸肌酸：<3 岁，1g，i.v.gtt.，q.d.；>3 岁，1g，i.v.gtt.，b.i.d.。

5）维生素 C：100~150mg/kg，i.v.gtt.，q.d.，最大量 5g。

6）心肌肽：1~2mg/kg，i.v.gtt.，q.d.，最大量 20mg。

## 【医嘱举例】

**现病史**：患儿男，8 岁，主诉"心悸 1 日"。患儿无明显诱因出现心悸，伴心前区不适，烦躁不安，面色苍白，无呼吸困难、无黑矇。既往反复间断出现心悸，心前区不适，持续数秒到数日后心率突然自行恢复。

**查体**：体重 25kg，血压 110/76mmHg，心率 180~200 次/min，听诊第一心音强度完全一致，肺、腹部查体(-)。

### 临时医嘱

血常规、C 反应蛋白

尿常规、便常规

肝功能、肾功能

凝血功能

心肌酶谱

BNP/NT-proBNP

抗核抗体谱

甲状腺功能

血沉、降钙素原

抗链球菌溶血素 O、PPD 试验、T-SPOT.TB

柯萨奇病毒 IgM 抗体、埃可病毒 IgM 抗体、TORCH-IgM 抗体

巨细胞病毒抗体 +DNA、EB 病毒抗体 +DNA

呼吸道病毒拭子培养

心电图、动态心电图

心脏超声

胸部正位 X 线检查

腹部超声

刺激迷走神经

平板运动试验,p.r.n.

心脏电生理检查,p.r.n.

### 长期医嘱

儿科护理常规

一级护理

普通饮食

测血压,q.d.

| | |
|---|---|
| 复合辅酶 0.1mg<br>0.9% 氯化钠注射液 100ml | i.v.gtt.,q.d. |
| 维生素 C 2.5g/kg<br>5% 葡萄糖注射液 25ml | i.v.gtt.,q.d. |
| 心肌肽 20mg<br>0.9% 氯化钠注射液 100ml | i.v.gtt.,q.d. |

| 磷酸肌酸 1g<br>5% 葡萄糖注射液 100ml | i.v.gtt.,q.d. |

## 备 注

**1. 导管消融术适应证** 2016 年 PACES/HRS 专家共识针对儿童快速型心律失常射频消融适应证提出推荐意见。建议分类：Ⅰ类指有证据和/或一致认同实施手术或治疗方案是有益、有用且有效的；Ⅱ类指相关的证据有冲突和/或对实施手术或治疗方案的实用性/有效性有意见分歧；Ⅱa类指证据/意见的权重具有实用性/有效性；Ⅱb类指证据/意见的实用性/有效性不太成熟；Ⅲ类指具有确凿证据和/或一致认为实施手术或治疗方案不具有实用性/有效性，在某些情况下可能是有害的。

（1）Ⅰ类：①预激综合征发生心脏停搏后复苏成功；②预激综合征合并心房颤动伴晕厥，心房颤动时最短的 RR 间期<260ms；③室上性心动过速反复或持续性发作伴心功能不全且药物治疗无效；④体重 ≥15kg，反复发作的症状性室上性心动过速；⑤体重 ≥15kg，心室预激导致预激性心肌病，药物治疗无效或不能耐受；⑥反复发作的单形性室性心动过速伴心功能不全。

（2）Ⅱa类：①体重 ≥15kg，反复发作的室上性心动过速，长期药物治疗可有效控制；②体重<15kg（包括婴儿）的室上性心动过速，Ⅰ类及Ⅲ类抗心律失常药物治疗无效，或出现难以耐受的不良反应；③体重<15kg，心室预激导致预激性心肌病，药物治疗无效或不能耐受；④体重 ≥15kg，Ebstein 畸形合并预激综合征，外科矫治术前；⑤体

重≥15kg,反复或持续发作症状明显的特发性室性心动过速,药物治疗无效或家长不愿接受长期药物治疗者;⑥体重≥15kg,伴有相关症状频发室性期前收缩。

(3) Ⅱb类:①体重<15kg,反复发作的症状性室上性心动过速;②体重≥15kg,发作不频繁的室上性心动过速;③体重≥15kg,无症状的心室预激,未发现有心动过速发作,医生已详细解释手术及发生心律失常的风险及收益,家长有消融意愿;④无症状性预激综合征合并结构性心脏病,需行外科矫治手术,且术后会影响导管消融途径。

(4) Ⅲ类:①体重<15kg,无症状的心室预激;②体重<15kg,常规抗心律失常药物可以控制的室上性心动过速;③束-室旁路导致的预激综合征;④体重<15kg,药物控制良好或无明显血流动力学改变的室性心律失常;⑤可逆原因导致的室性心律失常(如急性心肌炎或药物中毒)。

**2. 电复律适应证** 心室颤动,室性心动过速,室上性心动过速合并严重心功能障碍,心房扑动伴心功能不全洋地黄及奎尼丁治疗无效,心房颤动伴心功能不全。

**3. 抗心律失常药物使用原则** 根据基础疾病、心功能状态、心律失常性质选择抗心律失常药物。应用一种静脉抗心律失常药物后疗效不满意,应先审查用药是否规范、剂量是否足够。一般不建议短期内换用或合用另外一种静脉抗心律失常药物,宜考虑采用非药物的方法如电复律或食管调搏等。序贯或联合应用静脉抗心律失常药物易致药物不良反应及促心律失常作用,仅在室性心动过速/心室颤动风暴状态或其他顽固性心律失常处理时才考虑。

**4. 阵发性室上性心动过速终止发作**

（1）首先可采用刺激迷走神经方法：深吸气后屏气的同时用力做呼气动作（Valsalva 法），或用压舌板等刺激咽喉部产生恶心感，可终止发作。压迫眼球或按摩颈动脉窦现已少用。刺激迷走神经方法仅在发作早期使用效果较好。

（2）药物治疗：首选维拉帕米和普罗帕酮，注意室上性心动过速终止后即刻停止注射，使用时应注意避免低血压、心动过缓。

腺苷具有起效快、作用消除迅速的特点。10~20mg/次，每日 1~3 次，对窦房结和房室结传导有很强的抑制作用，心动过速终止后可出现窦性停搏、房室传导阻滞等缓慢性心律失常，但通常仅持续数十秒，一般不需特殊处理。对有冠心病、严重支气管哮喘、预激综合征的患者不宜选用。

地尔硫䓬、β 受体阻滞剂也有效。在上述方法无效或伴有器质性心脏病，尤其存在心力衰竭时，或存在上述药物的禁忌时，可应用胺碘酮、洋地黄类药物。

# 第三节　心　肌　炎

## 【疾病概述】

心肌炎是一种心肌局灶性或弥漫性炎性病变，其特征为间质炎症细胞浸润，心肌坏死及变性。急性期患儿可因暴发性心肌炎死亡，严重者心脏可明显扩大,发生心力衰竭和心律失常。病毒性心肌炎是由各种病毒引起的心肌急性或慢性炎症。临床上柯萨奇病毒引起的心肌炎较常见,约占半数以上。该病儿童期发病率尚不确切。流行病学调查显示,儿童中引起心肌炎的常见病毒有柯萨奇病毒(B组和A组)、埃可病毒、脊髓灰质炎病毒等。

## 【治疗原则】

1. **一般治疗** 卧床休息,必要时镇静镇痛。

2. **营养心肌治疗**

(1) 辅酶 $Q_{10}$ : <1 岁,5mg,p.o.,b.i.d.;1~5 岁,10mg,p.o.,b.i.d.;>5 岁,10mg,p.o.,t.i.d.。

(2) 复合辅酶:0.1mg,i.v.gtt.,q.d.,房室传导阻滞禁用。

(3) 维生素 C:100~150mg/kg,i.v.gtt.,q.d.,最大量 5g。

(4) 果糖二磷酸钠口服液:<1 岁,0.5g,i.v.gtt.,b.i.d.;1~3 岁,1g,i.v.gtt.,b.i.d.;>3 岁,1g,i.v.gtt.,t.i.d.。

(5) 磷酸肌酸:<3 岁,1g,i.v.gtt.,q.d.;>3 岁,1g,i.v.gtt.,b.i.d.。

(6) 心肌肽:1~2mg/kg,i.v.gtt.,q.d.,最大量 20mg。

3. **免疫调节治疗** 确诊急性心肌炎或临床高度怀疑急性心肌炎的患者给予大剂量 IVIg 治疗(24 小时输注 2g/kg)。

4. **对症支持治疗** 维持血流动力学稳定,抗心力衰竭、抗心律失常等(见第二节心律失常、第四节心力衰竭)。

## 【医嘱举例】

**现病史**：患儿女,5 岁,主诉"间断咳嗽 2 周,胸闷乏力 2 天"。精神可,无黑矇、心悸等不适。

**查体**：体重 18kg,血压 100/70mmHg,心前区无隆起,心尖冲动正常,心前区无异常搏动。心尖部无震颤及心包摩擦感。叩诊相对浊音界正常。听诊心率 78 次 /min,律齐,心音正常,各瓣膜听诊区未闻及杂音、额外心音,无心包摩擦音。

**辅助检查**：外院心肌酶谱提示肌酸激酶同工酶(CK-MB)升高。心电图示窦性心律,78 次 /min,T 波改变。

### 临时医嘱

血常规、C 反应蛋白

降钙素原

尿常规、便常规

肝功能、肾功能

心肌酶谱、BNP/NT-proBNP

甲状腺功能

柯萨奇病毒 IgM 抗体、埃可病毒 IgM 抗体、TORCH-IgM 抗体

PPD 试验、T-SPOT.TB

巨细胞病毒抗体 +DNA、EB 病毒抗体 +DNA

呼吸道病毒拭子培养

抗链球菌溶血素 O

心电图 ×4 天

24 小时动态心电图

心脏超声

胸部正位 X 线检查

腹部超声、甲状腺超声

心脏磁共振成像,p.r.n.

## 长期医嘱

儿科护理常规

一级护理

普通饮食

测血压,q.d.

| | |
|---|---|
| 复合辅酶,0.1mg<br>0.9% 氯化钠注射液 100ml | i.v.gtt.,q.d. |
| 维生素 C,2.5g/kg<br>5% 葡萄糖注射液 25ml | i.v.gtt.,q.d. |
| 心肌肽,20mg<br>0.9% 氯化钠注射液 100ml | i.v.gtt.,q.d. |
| 磷酸肌酸 1g<br>5% 葡萄糖注射液 100ml | i.v.gtt.,q.12h. |

## 备　注

心肌炎的诊断标准(2018 年版)。

**1. 主要临床诊断依据**

(1)心功能不全、心源性休克或心脑综合征。

(2)心脏扩大。

(3)心肌肌钙蛋白 I(cTnI)、心肌肌钙蛋白 T(cTnT)或 CK-MB 升高,伴动态变化。

(4)显著心电图改变(心电图或 24 小时动态心电图)。

(5)心脏磁共振成像(cardiac magnetic resonance imaging,CMR)呈现典型心肌炎症表现。

在上述心肌炎主要临床诊断依据"(4)"中,"显著心电图改变"包括:①以 R 波为主的 2 个或 2 个以上主要导联(I、II、aVF、V₅)的 ST-T 改变持续 4 天以上伴动态变化;②新近发现的窦房、房室传导阻滞,完全性右或左束支传导阻滞;③窦性停搏,成联律、成对、多形性或多源性期前收缩;④非房室结及房室折返引起的异位性心动过速;⑤心房扑动、心房颤动,心室扑动、心室颤动,QRS 低电压(新生儿除外),异常 Q 波等。

在上述心肌炎主要临床诊断依据"(5)"中,"CMR 呈现典型心肌炎症表现"指具备以下 3 项中至少 2 项:①$T_2$ 加权像显示局限性或弥漫性高信号,提示心肌水肿;②$T_1$ 加权像显示早期钆增强,提示心肌充血及毛细血管渗漏;③$T_1$ 加权像显示至少 1 处非缺血区域分布局限性晚期延迟钆增强,提示心肌坏死和纤维化。

## 2. 次要临床诊断依据

(1)前驱感染史,如发病前 1~3 周内有上呼吸道或胃肠道病毒感染史。

(2)胸闷、胸痛、心悸、乏力、头晕、面色苍白、面色发灰、腹痛等症状(至少 2 项),小婴儿可有拒乳、发绀、四肢凉等。

(3)血清乳酸脱氢酶(lactate dehydrogenase,LDH)、α- 羟丁酸脱氢酶(α-hydroxybutyric dehydrogenase,α-HBDH)或谷草转氨酶(aspartate transferase,AST)升高。

(4)心电图轻度异常。

(5)抗心肌抗体阳性。

在上述心肌炎次要临床诊断依据"(3)"中,若在血清 LDH、α-HBDH 或 AST 升高的同时,亦有 cTnI、cTnT 或 CK-MB 升高,则只计为主要指标,该项次要指标不重复计算为次要临床诊断依据；在次要临床诊断依据"(4)"中，"心电图轻度异常"指未达到心肌炎主要临床诊断依据中"显著心电图改变"标准的 ST-T 改变。

### 3. 心肌炎临床诊断标准

(1) 心肌炎：符合心肌炎主要临床诊断依据 ≥ 3 条，或主要临床诊断依据 2 条加次要临床诊断依据 > 3 条，并除外其他疾病，可以临床诊断心肌炎。

(2) 疑似心肌炎：2 条，或主要临床诊断依据 1 条加次要临床诊断依据 2 条，或次要临床诊断依据 ≥ 3 条，并除外其他疾病，可以临床诊断疑似心肌炎。

凡未达到诊断标准者，应给予必要的治疗或随诊，根据病情变化，确诊或除外心肌炎。在诊断标准中，应除外的其他疾病，包括冠状动脉疾病、先天性心脏病、高原性心脏病、代谢性疾病(如甲状腺功能亢进症及其他遗传代谢病等)、心肌病、先天性房室传导阻滞、先天性完全性右或左束支传导阻滞、离子通道病、直立不耐受、β 受体功能亢进及药物引起的心电图改变等。

## 第四节　心力衰竭

## 【疾病概述】

心力衰竭，简称心衰，是心室收缩和/或舒张功能障碍导致心排血量不足，组织的血液灌注减少，不能满足机体需要，造成神经 - 内分泌系统过度激活,导致一系列病理生理改变,是各种心脏病的严重阶段。心衰是一个综合征,由四部分组成:心功能障碍,运动耐力减低,肺、体循环充血以及后期出现心律失常。心功能障碍是构成心衰的必备条件,其他三部分是心功能障碍代偿机制的临床表现。

## 【治疗原则】

1. **休息和饮食**　卧床休息,烦躁不安者应使用镇静剂。应吃含丰富维生素、易消化的食物,给予低盐饮食。严重心衰时应限制水入量,保持大便通畅。

2. **供氧**　应供给氧气,尤其是严重心衰有肺水肿者。

3. **体位**　年长儿宜取半卧位,小婴儿可抱起,使下肢下垂,减少静脉回流。

4. **维持水、电解质平衡**　心衰时易并发肾功能不全。进食差易发生水、电解质紊乱及酸碱失衡。长期低盐饮食和使用利尿剂更易发生低钾血症、低钠血症,必须及时纠正。

5. **病因及合并症的治疗**　病因对心衰治疗很重要,如有大量左向右分流的先天性心脏病,易合并肺炎、心衰,药物治疗不易奏效。上述患儿宜控制感染后,尽快治疗先天性心脏病。高血压和肺动脉高压所导致的心衰,亦需及时治疗病因。此外,心衰患儿可合并心律失常、心源性休克、水电解质紊乱等,均需及时纠正。

6. **急性心衰的药物治疗**

(1)正性肌力药

1)地高辛:口服负荷量(洋地黄化量),早产儿 10~20μg/kg,足月新生儿 20~30μg/kg,婴幼儿 30~40μg/kg,年长儿 25~30μg/kg,静脉注射用量为上述量的 3/4。有心肌病变(如心肌炎)者,剂量宜适当减少。首次剂量为负荷量的 1/2,余量再分 2 次,每次间隔 6~8 小时。最后 1 次负荷量用后 12 小时,开始给予维持量,每次为负荷量的 1/10~1/8,每天 2 次,间隔 12 小时,注意监测血药浓度。

2)去乙酰毛花苷:静脉给药,负荷量为 <2 岁患儿 30~ 40μg/kg,>2 岁患儿 20~30μg/kg。首次用负荷量的 1/3~1/2,余量分 2~3 次,每次间隔 6~8 小时。

3)β 受体激动剂:此类药物为环磷酸腺苷(cyclic adenosine monophosphate,cAMP)依赖性正性肌力药,兼有外周血管扩张作用。多巴胺常用剂量为 5~10μg/(kg·min)由输液泵调控(不应与碱性液体同时输入),多巴酚丁胺剂量为 5~20μg/(kg·min),应尽量采用最小有效量。对特发性肥厚性主动脉瓣下狭窄、心房颤动、心房扑动患儿禁止使用。

4)磷酸二酯酶抑制剂:此类药属 cAMP 依赖性正性肌力药,兼有外周血管舒张作用。短期应用有良好的血流动力学效应,对心脏病手术后的心衰患儿效果显著,但长期应用不仅不能改善临床情况,反而增加病死率。米力农药效是氨力农的 10 倍,静脉注射首次剂量为 50μg/kg,10 分钟内给予,以后持续静脉滴注,剂量为 0.25~0.5μg/(kg·min)。

(2)利尿剂(表 7-3):螺内酯具有抗醛固酮作用,因而对治疗心衰尤为适用。急性心衰时常用静脉注射的呋塞米或布美他尼。利尿剂通常从小剂量开始,逐渐增加到尿量增多。呋塞米剂量与效应呈线性关系,故疗效不佳时可增加剂量。而氢氯噻嗪用到每天 3mg/kg 就已达最大效应,再增加剂量也难以提高疗效。用药时注意监测不良反应,①水电解质紊乱;②肾素 - 血管紧张素 - 醛固酮系统过度激活,因此应同时使用血管紧张素转化酶抑制剂;③低血压和氮质血症。

表7-3 心力衰竭时常用利尿剂的用法用量

| | 用法 | 剂量 |
|---|---|---|
| 呋塞米 | i.v. | 1~2mg/(kg·次),q.6h.~q.12h. |
| | p.o. | 1~4mg/(kg·次),q.6h.~q.12h. |
| 布美他尼 | i.v./i.m. | 0.01~0.1mg/(kg·次),q.8h.~q.12h. |
| 氢氯噻嗪 | p.o. | 1~2mg/(kg·次),q.8h.~q.12h. |
| 螺内酯 | p.o. | 1~2mg/(kg·次),q.12h. |

(3)血管扩张剂(表7-4):主要用于心室充盈压增高者,可使心排血量增加,而对左室充盈压降低或正常者不宜使用。选用血管扩张剂,应根据患儿血流动力学变化而定,应用血管扩张剂时,需密切观察动脉血压、心排血量,有条件应监测肺毛细血管嵌压。剂量一般从小剂量开始,疗效不明显时再逐渐增加剂量。

表7-4 心力衰竭时常用血管扩张剂的作用部位及用法用量

| | 作用部位 | 用法 | 剂量 | 持续时间 |
|---|---|---|---|---|
| 酚妥拉明 | 小动脉 | i.v. | 0.1~0.3mg/kg | 5~10 分钟 |
| | | i.v.gtt. | 2.5~15μg/(kg·min) | |
| 硝普钠 | 小动脉及小静脉 | i.v.gtt. | 0.5~8μg/(kg·min) | 10 分钟 |

续表

| | 作用部位 | 用法 | 剂量 | 持续时间 |
|---|---|---|---|---|
| 哌唑嗪 | 小动脉及小静脉 | p.o. | 0.005~0.05mg/(kg·次),q.6~8h.,最大剂量 0.1mg/(kg·次) | 6~8 小时 |
| 硝酸甘油 | 小动脉及小静脉 | i.v.gtt. | 1~5μg/(kg·min) | 短30~40 分钟 |

（4）营养心肌治疗

1）辅酶 $Q_{10}$:<1 岁,5mg,p.o.,b.i.d.;1~5 岁,10mg,p.o.,b.i.d.;>5 岁,10mg,p.o.,t.i.d.。

2）复合辅酶:0.1mg,i.v.gtt.,q.d.,房室传导阻滞禁用。

3）维生素 C:100~150mg/kg,i.v.gtt.,q.d.,最大量 5g。

4）果糖二磷酸钠口服液:<1 岁,0.5g,i.v.gtt.,b.i.d.;1~3 岁,1g,i.v.gtt.,b.i.d.;>3 岁,1g,i.v.gtt.,t.i.d.。

5）磷酸肌酸:<3 岁,1g,i.v.gtt.,q.d.;>3 岁,1g,b.i.d.,i.v.gtt.。

6）心肌肽:1~2mg/kg,i.v.gtt.,q.d.,最大量 20mg。

**7. 慢性心衰的药物治疗**

（1）强心类药物(同急性心衰)。

（2）血管紧张素转化酶抑制剂(ACEI)、血管紧张素受体拮抗剂(ARB):有阻断肾素 - 血管紧张素及抑制缓激肽分解的作用,从而逆转心肌重构及减低心脏前后负荷,改善心肌功能。禁忌证为低血压、肾功能不全、高血钾、血管神经性水肿等。

1）卡托普利:为短效制剂,初始剂量为 0.1~

0.5mg/(kg·次),q.8~12h.,每周递增 1 次,每次增加 0.5mg/(kg·d),最大耐受量 5mg/(kg·d),分次 q.8h.,口服。持续时间至少 6 个月,至心脏缩小到接近正常为止。

2) 贝那普利:为长效制剂,初始剂量 0.1mg/(kg·d),每日 1 次口服,每周递增 1 次,每次增加 0.1mg/(kg·d),最大耐受量 0.3mg/(kg·d),维持时间同卡托普利。

3) 依那普利:为长效制剂,初始剂量 0.05mg/(kg·d),每日 1 次口服,每周递增 1 次,每次增加 0.025mg/(kg·d),最大耐受量 0.1mg/(kg·d),维持时间同卡托普利。

(3) β 受体阻滞剂:可以阻断心衰时交感神经的过度激活,抑制心肌肥厚、细胞凋亡及氧化应激反应,改善心肌细胞生物学特性。心脏传导阻滞、心动过缓、基础血压过低、心功能Ⅳ级及支气管哮喘等,禁忌使用。常用药物为美托洛尔,初始剂量 0.2~0.5mg/(kg·d),分 2 次服用,每周递增 1 次,每次增加 0.5mg/(kg·d),最大耐受量 2mg/(kg·d),分 2 次口服,持续时间至少 6 个月,至心脏缩小到接近正常为止。

## 【医嘱举例】

**现病史:**患儿,7 个月,主诉"气促 2 天"。活动后气促加重,伴轻咳嗽,无发热、皮疹、腹泻等,既往有先天性心脏病病史。

**查体:**体重 6.7kg,呼吸 65 次/min,无发绀,双肺闻及细湿啰音,血压 60/30mmHg,心率 170 次/min,心音低钝,胸骨左缘闻及 4 级收缩期杂音,伴有震颤,肝肋下 4cm,剑突下 4cm。

**辅助检查**：胸部 X 线检查示心胸比 0.6，左心室增大，肺纹理增多，叶间胸膜明显。

## 临时医嘱

血常规、C 反应蛋白

降钙素原

尿常规、便常规

肝功能、肾功能

凝血功能

血气分析

心肌酶谱、BNP/NT-proBNP

呼吸道病毒拭子培养

心电图、动态心电图

超声心动图

胸部正位 X 线检查

腹部超声

## 长期医嘱

儿科护理常规

一级护理

病重

母乳喂养，q.3h.

心电监护，q.1h.

记 24 小时出入量

吸氧，q.1h.

| | |
|---|---|
| 心肌肽 10mg<br>0.9% 氯化钠注射液 10ml | i.v.gtt.，q.d. |
| 磷酸肌酸 1g<br>5% 葡萄糖注射液 10ml | i.v.gtt.，q.d. |

| | |
|---|---|
| 米力农 3.5mg<br>5% 葡萄糖注射液 20.5ml | 1ml/h,持续静脉泵入 |
| 多巴胺 2mg<br>5% 葡萄糖注射液 23.8ml | 1ml/h,持续静脉泵入 |

呋塞米 4mg,p.o.,b.i.d.
螺内酯 4mg,p.o.,b.i.d.

## 备 注

**1. 洋地黄中毒** 洋地黄常见毒性反应为胃肠道反应(如恶心、呕吐、厌食、腹泻)以及心律失常(如期前收缩、阵发性室上性心动过速、心房扑动、心房颤动、阵发性室性心动过速、房室传导阻滞等)。

中毒的处理包括:

(1)立即停用洋地黄制剂及排钾利尿剂。

(2)对有低钾血症伴快速性心律失常而无二度或二度以上房室传导阻滞者,应补充钾盐。

(3)根据不同类型的心律失常或传导阻滞,使用相应的药物治疗。

**2. 美国纽约心脏病学会(New York Heart Association,NYHA)心功能分级**

(1)Ⅰ级:体力活动不受限制。学龄期儿童能够参加体育课,并且能和同龄儿童一样活动。

(2)Ⅱ级:体力活动轻度受限。休息时无任何不适,但一般活动可引起疲乏、心悸或呼吸困难。学龄期儿童能够参加体育课,但活动量比同龄儿童小。可能存在继发性生长障碍。

(3)Ⅲ级:体力活动明显受限。少于平时一般活动即可出现症状,例如步行 15 分钟,就可感到疲乏、心悸或呼吸困难。学龄期儿童不能参加体育活动,存在继发性生长障碍。

(4) Ⅳ级：不能从事任何体力活动，休息时亦有心衰症状，并在活动后加重。存在继发性生长障碍。

**3. 改良的儿童心衰 Ross 评分** 见表 7-5。

表 7-5 改良的儿童心衰 Ross 评分

| 症状体征 | 0分 | 1分 | 2分 |
| --- | --- | --- | --- |
| 出汗 | 仅在头部 | 活动时头部及躯干 | 安静时头部及躯干 |
| 呼吸过快 | 偶尔 | 较多 | 常有 |
| 呼吸困难 | 正常 | 吸气凹陷 | 呼吸困难 |
| 呼吸次数 / (次·min$^{-1}$) | | | |
| 0~1 岁 | <50 | 50~60 | >60 |
| 1~6 岁 | <35 | 35~45 | >45 |
| 7~10 岁 | <25 | 25~35 | >35 |
| 11~14 岁 | <18 | 18~28 | >28 |
| 心率 / (次·min$^{-1}$) | | | |
| 0~1 岁 | <160 | 160~170 | >170 |
| 1~6 岁 | <105 | 105~115 | >115 |
| 7~10 岁 | <90 | 90~100 | >100 |
| 11~14 岁 | <80 | 80~90 | >90 |
| 肝脏 /cm | <2 | 2~3 | >3 |

注：0~2 分无心衰，3~6 分轻度心衰，7~9 分中度心衰，10~12 分重度心衰。

**4. 慢性收缩性心衰不同心功能分级时的药物选择**

（1）NYHA 心功能 Ⅱ 级或改良 Ross 法轻度心衰：ACEI、β 受体阻滞剂、地高辛。

（2）NYHA 心功能 III 级或改良 Ross 法中度心衰：ACEI、β 受体阻滞剂、地高辛、利尿剂。

（3）NYHA 心功能 IV 级或改良 Ross 法重度心衰：ACEI、地高辛、醛固酮拮抗剂。经治疗后心衰有好转，心功能改善达 III 级时，可慎用 β 受体阻滞剂。

# 第五节　感染性心内膜炎

## 【疾病概述】

感染性心内膜炎指各种病原体感染引起的心内膜炎症病变，常累及心脏瓣膜，也可累及室间隔缺损、心内膜或未闭动脉导管、动静脉瘘等处。最常见的致病微生物为细菌，其他包括真菌、衣原体、立克次体及病毒等。近年来，随着新型抗生素的出现、外科手术的进步，死亡率已经显著下降。

## 【治疗原则】

1. **抗生素**　早期、联合、足量、足疗程应用，选用敏感的抗菌药。

（1）未知病原体或血培养阴性的心内膜炎（一般培养致病微生物 ≥ 48 小时，重病患儿除外）：应选用耐青霉素酶的青霉素与庆大霉素，或万古霉素与庆大霉素联合治疗，疗程 6 周。

（2）自身瓣膜（社区获得性）或迟发性人工瓣膜（术后 >1 年）感染：使用氨苄西林舒巴坦加庆大霉素，用或不用万古霉素；人工瓣膜心内膜炎，加利福平。

(3) 院内血管置管相关性心内膜炎或早期人工瓣膜心内膜炎(术后 ≤ 1 年): 应用万古霉素加庆大霉素(若存在人工材料 ± 利福平)。

(4) 链球菌感染: 对青霉素 G 高度敏感(最低杀菌浓度 ≤ 0.1μg/ml), 应用青霉素 G 或头孢曲松; 严重患者可选择万古霉素。青霉素相对耐药, 应用青霉素 G(或氨苄西林)加庆大霉素。

(5) 葡萄球菌: 对青霉素 G 敏感(少见)选青霉素 G; 对青霉素 G 耐药, 应用耐酶青霉素加庆大霉素; 严重者应用万古霉素或第一代头孢菌素。对苯唑西林耐药(耐甲氧西林金黄色葡萄球菌)应用万古霉素。万古霉素耐药或不耐受, 应用达托霉素。植入人工材料, 所有葡萄球菌感染第 1~2 周加利福平和庆大霉素。

(6) 革兰氏阴性肠杆菌: 根据药敏试验选择。

(7) HACEK 组: 头孢曲松、头孢噻肟或氨苄西林舒巴坦。

(8) 真菌念珠菌属、曲霉菌属: 外科切除感染灶 + 两性霉素 B, 用或不用氟胞嘧啶; 两性霉素 B 后用咪唑类药物(如氟康唑、伊曲康唑、伏立康唑)。

2. **一般治疗** 保证热量供应, 必要时血浆及丙种球蛋白支持治疗。

3. **手术治疗** 当出现瓣膜功能不全引起中重度心力衰竭、赘生物阻塞瓣口、反复栓塞、真菌感染、抗生素治疗无效或发生心脏传导阻滞时应考虑手术治疗。

## 【医嘱举例】

**现病史**: 患儿女, 5 岁, 主诉"间断发热 1 周"。
**既往史**: 1 月前行室间隔缺损修补术。

**查体**：体重 18kg，心前区无隆起，心尖冲动正常，心前区无异常搏动。心尖部无震颤及心包摩擦感。叩诊相对浊音界正常。听诊心率 83 次/min，律齐，心尖部可闻及 2/6 级收缩期吹风样杂音，无心包摩擦音。

**辅助检查**：心脏超声提示左心室增大，二尖瓣后叶瓣根处左心房面可见一中等回声小团块影，随瓣膜启闭飘动，大小为 4mm×8mm 赘生物，轻至中度二尖瓣反流。血培养提示草绿色链球菌。

**诊断**：考虑室间隔缺损修补术后合并感染性心内膜炎。

### 临时医嘱

血常规、C 反应蛋白

降钙素原、血沉

尿常规、便常规

肝功能、肾功能

凝血功能

心肌酶谱、BNP/NT-proBNP

类风湿因子

24 小时尿蛋白定量

PPD 试验、T-SPOT.TB、抗链球菌溶血素 O

G 试验、GM 试验

反复多次血培养（使用抗菌药物前 1~2 小时内采血 3 次做血培养，每次在不同部位采血）

心电图、动态心电图

心脏超声

胸部正位 X 线检查

腹部超声

头颅 MRI

**长期医嘱**

儿科护理常规
一级护理
低盐低脂饮食
测血压,q.d.

| | |
|---|---|
| 头孢曲松 1g<br>0.9% 氯化钠注射液 100ml | i.v.gtt.,q.d. |

**备 注**

小儿感染性心内膜炎诊断标准:

**1. 病理学指标**

(1)赘生物(包括已形成栓塞的)或心脏感染组织经培养或镜检发现微生物。

(2)赘生物或心脏感染组织经病理检查证实伴活动性心内膜炎。

**2. 临床指标**

(1)主要指标

1)血培养阳性:分别 2 次血培养有相同的感染性心内膜炎的常见微生物(草绿色链球菌、金黄色葡萄球菌、凝固酶阴性葡萄球菌、肠球菌等)。

2)心内膜受累证据(超声心动图征象):①附着于瓣膜、瓣膜装置、心脏或大血管内膜、人工材料上的赘生物;②腱索断裂、瓣膜穿孔、人工瓣膜或缺损补片有新的部分裂开;③心腔内脓肿。

(2)次要指标

1)易感染条件:基础心脏疾病、心脏手术、心导管术、经导管介入治疗、中心静脉内置管。

2)较长时间的发热 ≥38℃,伴贫血。

3)原有的心脏杂音加重,出现新的心脏杂音,或心功能不全。

4)血管征象:重要动脉栓塞、感染性动脉瘤、瘀斑、脾大、颅内出血、结膜出血、Janeway损害。

5)免疫学征象:肾小球肾炎、Osler结节、Both斑、类风湿因子阳性。

6)微生物学证据:血培养阳性,但未符合主要标准中的要求。

### 3. 诊断依据

具备下列(1)~(5)项任何之一者可诊断为感染性心内膜炎:

(1)临床主要指标2项。

(2)临床主要指标1项和临床次要指标3项。

(3)心内膜受累证据和临床次要指标2项。

(4)临床次要指标5项。

(5)病理学指标1项。

## 第六节 高 血 压

### 【疾病概述】

高血压指全身体循环动脉压升高,是临床常见的全身血管性疾病,分为原发性和继发性。儿童高血压的评定目前尚缺乏统一标准。目前国际多采用百分位法,根据年龄、性别、收缩压和/或舒张压:①在第90百分位数以下为正常血压;②第90~95百分位数为临界高血压;③1年内3次或3次以上在第95百分位数以上者为高血压。主要病因包括原发性病因(遗传倾向、肥胖、胰岛素抵抗等)以及继发性病因(包括肾脏源性、血管源性、内分泌性、神经源性、药物源性等)。

## 【治疗原则】

1. **目标血压**　收缩压和舒张压低于第 90 百分位数,对于青少年(≥ 13 岁)则是<120/80mmHg。对于慢性肾脏病(chronic kidney disease,CKD)合并高血压的儿童,建议的目标血压是 24 小时动态血压监测(ABPM)得到的平均动脉压低于第 50 百分位数。

2. **非药物治疗**　可作为初始治疗,包括超重儿减轻体重、定期有氧锻炼、膳食调整(如富含水果、蔬菜的膳食,低脂低盐),忌过量饮酒、咖啡因、能量饮料和烟草、烟雾暴露。

3. **药物治疗**　安全有效的儿童常用降压药包括噻嗪类利尿剂、ACEI、ARB、钙通道阻滞剂和 β 受体阻滞剂,先选用一种药物,小量开始,逐渐加量,如效果欠佳可考虑更换其他药物或者两药联用。

(1)利尿剂:氢氯噻嗪口服 1mg/(kg·d),最大 2mg/kg(37.5mg/d),q.d.~b.i.d.。

(2)ACEI/ARB:用法用量见表 7-6。

表 7-6　高血压常用 ACEI/ARB 药物的种类及用法用量

| 药品名 | 年龄 | 初始剂量 | 最大剂量/d | 频率 |
|---|---|---|---|---|
| 卡托普利 | 婴儿 | 0.05mg/(kg·次) | 6mg/kg | q.d.~q.6h. |
| | 儿童 | 0.5mg/(kg·次) | 6mg/kg | |
| 福辛普利 | ≥6 岁 | | | |
| | <50kg | 0.1mg/(kg·d) | 5mg/d | q.d. |
| | ≥50kg | 0.7mg/(kg·d) | 40mg | q.d. |

续表

| 药品名 | 年龄 | 初始剂量 | 最大剂量 /d | 频率 |
|---|---|---|---|---|
| 氯沙坦 | ≥6 岁 | 0.7mg/kg | 1.4mg/kg (100mg) | q.d. |
| 缬沙坦 | ≥6 岁 | 0.25mg/kg | 2.7mg/kg (160mg) | q.d. |

（3）钙通道阻滞剂（CCB）：用法用量见表 7-7。

表 7-7　高血压常用 CCB 药物的种类及用法用量

| 药品名 | 初始剂量 | 最大剂量 /d | 频率 |
|---|---|---|---|
| 氨氯地平 | 0.06mg/kg | 10mg/d | q.d. |
| 硝苯地平缓释片 | 0.2~0.5mg/ (kg·d) | 3mg/kg（120mg） | q.d.~b.i.d. |

（4）β 受体阻滞剂：常用药物为美托洛尔，对于 1 个月 ~12 岁的儿童，起始剂量为 1mg/kg，b.i.d.，每日最大剂量为 8mg/kg，分 2~4 次给药；对于 >12 岁的儿童，起始每日总量为 50~100mg，最大每日剂量为 200mg，分 1~2 次给药。

4. **病因治疗**　及时治疗引起继发性高血压的原发疾病。

【医嘱举例】

**现病史**：患儿男，8 岁，主因"体检发现血压升高 10 天"就诊。10 天前来我院体检发现血压升高，随后监测血压波动于 140~153/90~102mmHg，无头痛、头晕，无恶心、呕吐。

**查体**：血压 140/90mmHg，神志清楚，呼吸平顺，全身皮肤、黏膜无黄染、出血点，浅表淋巴结未触及肿大，咽部无充血，双侧扁桃体无肿大，颈软，甲状腺无异常，双肺呼吸音清，未闻及干湿性啰音，心律齐，各瓣膜听诊区未闻及杂音。腹平软，肝、脾肋下未触及，未触及包块，肠鸣音正常。生理反射存在，病理反射未引出。

## 临时医嘱

血常规、C 反应蛋白

尿常规、便常规

肝功能、肾功能

血脂 4 项

肾早期损伤标志物

甲状腺功能

免疫相关抗体［ANA、抗 ENA 抗体、抗中性粒细胞胞质抗体（ANCA）、抗心磷脂抗体等］

尿香草基扁桃酸

肾素 - 血管紧张素 - 醛固酮系统检测

口服葡萄糖耐量试验

24 小时尿蛋白定量

心肌酶谱、BNP/NT-proBNP

腹部超声（肝、胆、胰、脾、双肾）

24 小时动态血压监测

大血管超声

颅脑 MRI、磁共振血管成像（MRA）、磁共振静脉成像（MRV）

心电图

超声心动图（注意是否存在左心室肥厚）

眼科会诊眼底

## 长期医嘱

儿科护理常规

一级护理

低盐低脂饮食

测血压, q.8h.

卡托普利 15mg/kg, p.o., q.8h.

## 备 注

**1. 高血压分期**

（1）前期：第 90~95 百分位, 血压 ≥120/80mmHg 但低于第 95 百分位。

（2）一期：第 95~99 百分位 +5mmHg。

（3）二期：高于第 99 百分位 +5mmHg。

**2. 高血压患者药物治疗的指征** 有症状；二期高血压；一期高血压, 无靶器官损害但非药物治疗无效；靶器官损害；有 CKD 或糖尿病。

初始降压药的选择取决于高血压的基础病因、共存疾病以及医生的偏好和经验。

**3. 2017 年 AAP 指南推荐的药物选择**

（1）对于原发性高血压患者, 建议使用噻嗪类利尿剂、肾素 - 血管紧张素系统阻滞剂（即 ACEI/ARB）。

（2）对于肾血管疾病患者, 建议以 CCB 作为初始降压药。对于 CKD 患者, 建议以 ACEI 作为初始降压药。不能耐受的患者可以选择 ARB。

（3）对于 1 型或 2 型糖尿病合并高血压的患者, 建议以 ACEI 作为初始降压药。不能耐受的患者可以选择 ARB。

## 第七节　晕　厥

### 【疾病概述】

晕厥是由于短暂的全脑低灌注导致的一过性意识丧失及体位不能维持的症状,主要特点为起病迅速、持续时间短暂、可自行恢复,病因主要分为:自主神经介导的晕厥(血管迷走性晕厥、体位性心动过速综合征、直立性高血压、直立性低血压、境遇性晕厥、颈动脉窦敏感综合征),心源性晕厥,其他原因晕厥。

### 【治疗原则】

1. **宣教**　避免诱因,识别晕厥先兆并进行物理抗压动作,保持心理健康,适当体育锻炼。

2. **自主神经功能锻炼**

(1)直立训练或倾斜训练:双脚足跟离开墙壁15cm,头枕部及后背上部靠在墙壁站立,看护下训练。站立时间以患儿耐受时间为佳,从5分钟起,逐步增加至20分钟,坚持2次/d。

(2)干毛巾擦拭:以质地柔软的干毛巾反复擦拭患儿双前臂内侧及双小腿内侧面,每个部位5分钟,2次/d,以刺激外周神经,起到锻炼血管收缩及舒张功能的作用。

(3)增加水和盐的摄入:建议保证每日充足的饮水量,达到保持尿色清亮的效果。适当增加食盐摄入量,或酌情应用口服补液盐治疗,大约3个月后进行评估。在夏秋季节、多汗或液体丢失的情况下可适当增加水和盐的摄入量。伴有高血压、肾脏疾病或者心功能不全的患儿不宜推荐应用。

3. **药物治疗** 反复发作者(半年内 ≥ 2 次或 1 年内 ≥ 3 次)、发作先兆不明显(不可预防)而有外伤的风险或非药物治疗疗效欠佳者可以考虑药物治疗。

(1)盐酸米多君:起始剂量可考虑每次口服 2.5mg,1 次 /d 或 2 次 /d,2~4 周无效可加量至 2.5mg,3 次 /d,用药期间注意监测卧位血压,卧位血压出现明显升高时应停用。

(2)美托洛尔:起始剂量为 0.5mg/(kg·d),分 2 次,2~4 周无效可逐渐加量至可耐受剂量,一般不超过 2mg/(kg·d)。显著窦性心动过缓、二度及以上房室传导阻滞、支气管哮喘及对药物过敏者禁用。

4. **其他治疗** 射频消融或起搏器植入。

5. 注意鉴别癫痫、低血糖、过度通气以及精神心理因素。

## 【医嘱举例】

**现病史**:患儿女,9 岁,主诉"3 个月内久站后晕厥 2 次"。每次晕厥前出现眼前发黑、出汗、恶心,晕倒后无意识,持续数秒钟,可自行转醒。

**查体**:体重 20kg,瘦长体形,心、肺、腹部及神经系统查体未见明显异常。直立倾斜试验提示血管迷走性晕厥,心脏抑制型。

### 临时医嘱

血常规、C 反应蛋白
尿常规、便常规

肝功能、肾功能

心肌酶谱、BNP/NT-proBNP

甲状腺功能

糖化血红蛋白

血儿茶酚胺

24 小时尿电解质定量

ANA、抗 ENA 抗体谱

胸部正位 X 线检查

腹部超声、甲状腺超声

心电图、动态心电图

心脏超声

脑电图

颅脑 MRI、MRA、MRV

脑血流图

直立倾斜试验

平板运动试验

### 长期医嘱

儿科护理常规

一级护理

低盐低脂饮食

测血压, q.d.

补液盐 250~500ml/d, 分 3 次口服

直立训练及自身调节, q.d.

# 第八章 泌尿系统疾病

## 第一节 急性链球菌感染后肾小球肾炎

### 【疾病概述】

急性链球菌感染后肾小球肾炎（acute poststreptococcal glomerulonephritis, APSGN）多见于儿童，常出感染后免疫反应引起。本病起病急，多有前驱感染。临床表现以血尿、少尿、水肿、高血压为主，伴不同程度的蛋白尿。临床病情轻重不一。少数患儿在疾病早期可出现严重循环充血、高血压脑病及急性肾功能不全等。

### 【治疗原则】

1. **一般治疗** 急性期应卧床休息 2~3 周，直到肉眼血尿消失、水肿减退、血压正常。血沉正常可上学。尿少且水肿严重者应限制液体入量（每日摄水量 = 不显性失水 + 尿量）。低盐饮食。

2. **抗感染** 虽然 APSGN 是由感染后免疫反应引起的，但通常给予青霉素钠[2 万 ~4 万单位 /（kg·d），分 2 次肌内注射]或其他链球菌敏感的抗生素治疗 7~10 天以降低抗原负荷。反复发作的慢性感染灶如扁桃体炎、龋齿等应予以清除,但须在肾炎基本恢复后进行。

### 3. 对症治疗

(1)利尿剂:少尿、水肿者可用噻嗪类利尿剂[如氢氯噻嗪 1~2mg/(kg·d),分 2~3 次口服]。无效时用呋塞米[2~5mg/(kg·d)口服,或每次 1~2mg/kg 静脉注射,每日 1~2 次,最大量 60mg/ 次]。

(2)降压药:经休息和限盐、限水治疗后血压仍高者,可予 CCB 类药物[如硝苯地平 0.25~0.5mg/(kg·d),分 3~4 次口服或舌下含服]等。

### 4. 并发症的治疗

(1)急性肾衰竭:详见第七节急性肾衰竭。

(2)严重的循环充血:严格限水限盐,可给予利尿剂等治疗水钠潴留,有肺水肿者可加用硝普钠。难治病例可给予血液透析或血液滤过。

(3)高血压脑病:选用强且起效迅速的降压药,如硝普钠;惊厥者及时止惊,并降低颅内压。

## 【医嘱举例】

**现病史**:患儿男,9 岁。主诉"少尿、水肿伴尿检异常 1 周"。2 周前患"扁桃体炎"。外院查尿常规示,蛋白(+),潜血(+++)。ASO(+),补体 C3 0.67g/L(参考值 0.80~1.20g/L)。血常规、肝功能、肾功能均正常。咽部链球菌培养(-)。

**查体**:体重 30kg,血压 130/90mmHg,双眼睑轻度水肿,双下肢轻度非凹陷性水肿。皮肤无异常。咽不红,双侧扁桃体Ⅰ度肿大。心、肺、腹部均未及明显异常。

## 临时医嘱

血常规、C 反应蛋白

尿常规 + 沉渣

便常规

肝功能、肾功能

血脂全项

抗链球菌溶血素 O、补体 C3、补体 C4

血沉

24 小时尿蛋白定量

尿蛋白 - 肌酐比值

胸部 X 线检查

心电图

泌尿系超声检查

可选的其他检查,如抗核抗体等

青霉素皮试

## 长期医嘱

肾脏病护理常规

二级护理

卧床休息

低盐饮食

血压监测,q.6h.

记 24 小时出入液量

氢氯噻嗪 12.5mg,p.o.,t.i.d..

硝苯地平 3.3mg,p.o.,q.8h.

青霉素 45 万单位,i.m.,b.i.d.(青霉素皮试阴性时)

## 备 注

**1. 急性肾小球肾炎临床治愈标准**

(1) 临床症状消失。

(2) 血压正常。

(3) 尿常规 + 沉渣正常。

(4) 肾功能正常。

**2. 急性肾小球肾炎肾活检指征** 对急进性肾小球肾炎,或临床表现不典型(如反复血尿发作)、化验不典型(如持续性低补体 C3 超过 8 周),或病情迁延者,应尽早做肾活检以明确诊断,典型肾脏病理诊断为毛细血管内增生性肾小球肾炎。

**3. 高血压脑病患者** 应常规进行眼底检查,注意有无视乳头水肿及眼底动脉痉挛,以指导治疗和了解疗效。

**4. 硝普钠用法** 5~10mg 加入 250~1 000ml 5% 葡萄糖注射液中,开始可按 $1\mu g/(kg\cdot min)$ 的速度静脉滴注,按血压调整滴速,不宜超过 $8\mu g/(kg\cdot min)$。全程避光。一般疗程在 3 天内,以免氰化物中毒。

**5. 惊厥患者** 应予以止惊、降低颅内压、吸氧、吸痰等措施;肺水肿烦躁不安时可给予镇静。

# 第二节 原发性肾病综合征

## 【疾病概述】

肾病综合征(nephrotic syndrome,NS)是一组由多种原因引起的肾小球滤过膜通透性增加,导致大量蛋白从尿中丢失而引起一系列病理生理改变的临床综合征,是儿科常见的肾小球疾病。临床表现具有 4 大特点:①大量蛋白尿,尿蛋白 ≥50mg/(kg·d),或 1 周内 3 次尿蛋白定性(3+)~(4+);或晨尿尿蛋白 - 肌酐比值 ≥2.0mg/mg。②低蛋白血症,血浆白蛋白(ALB)<25g/L。③高胆固醇血症,血清胆固醇>5.7mmol/L(220mg/dl)。④不同程度的水肿。其中①和②为诊断的必备条件。

原发性 NS(PNS)约占小儿时期 NS 总数的 90%。临床上,分为单纯型和肾炎型。肾炎型 NS 除具有肾病的 4 大特点外,还同时具有以下表现之一:①血尿,2 周内 3 次离心尿镜检红细胞 ≥10 个 /HP,且为肾小球源性血尿。②反复或持续高血压,≥3 次不同时间测量的收缩压或 / 和舒张压大于同年龄、性别和身高儿童或青少年血压的第 95 百分位数,除外糖皮质激素所致。③肾功能异常,并除外血容量不足引起。④持续低补体血症。原发性单纯型 NS 不具备上述 4 点。

按糖皮质激素(以下简称激素)治疗反应可分为激素敏感型、激素依赖型及激素耐药型 3 种。

NS 的常见并发症有:感染、低血容量、电解质紊乱、急性肾衰竭、高凝状态或血栓形成、肾小管功能障碍及生长落后等。

## 【治疗原则】

1. **一般治疗**　注意休息(一般不主张长期卧床休息)。低盐、低脂、优质蛋白饮食。高度水肿和 / 或尿少者适当限液。防治感染。

2. **糖皮质激素**

(1)初发 NS:激素治疗可分以下 2 个阶段。①诱导缓解阶段。足量泼尼松 2mg/(kg·d)(按身高的标准体重计算),最大量 60mg/d,先分 3 次口服,尿蛋白转阴后改为清晨顿服,共 4~6 周。②巩固维持阶段。泼尼松 2mg/(kg·d),最大剂量 60mg/d,隔日清晨顿服,维持 4~6 周,然后逐渐减量,总疗程 9~12 个月。

(2)非频复发 NS:积极寻找复发诱因,积极控制感染。激素治疗,①重新诱导缓解,直至尿蛋白连续转阴 3 天后改为 1.5mg/kg,隔日清晨顿服 4 周,然后缓慢减量。②在感染初期及时增加激素维持量,即改隔日口服为同剂量每日口服,连用 7 天,可降低复发率。

(3)频复发或激素依赖型 NS:可激素联合免疫抑制剂或生物制剂治疗。激素采取以下疗法,①拖尾疗法。按照非频复发的方法重新诱导缓解后,泼尼松每 4 周减量 0.25mg/kg,至能维持缓解的最小有效激素量(0.5~0.25mg/kg)隔日顿服,连用 9~18 个月。如激素隔日口服不能控制病情,可给予能维持缓解的最小有效激素量每日顿服。②在感染初期及时增加激素维持量(详见非频复发 NS 的治疗);如尿蛋白已阳性,则改隔日激素为同剂量每日顿服,直到尿蛋白转阴 2 周再减量;如尿蛋白仍不转阴,则重新诱导缓解或加其他药物治疗。

(4)激素抵抗 NS:足量泼尼松治疗 >4 周尿蛋白仍阳性时,可给予甲泼尼龙(MP)冲击 [ 15~30mg/(kg·d),一般最大量为 0.5g/d,1 次 /d ]3 天,冲击后给予足量泼尼松口服 11 天(MP 冲击 + 足量激素共 2 周)。如果尿蛋白转阴,则逐渐减量。如尿蛋白仍阳性,建议行肾活检,再根据病理类型加用免疫抑制剂;如未行肾脏病理,则推荐加用环磷酰胺(CTX)。

3. **免疫抑制剂和生物制剂** 适用于激素耐药、频复发、激素依赖以及出现严重激素副作用者。可降低肾病的复发率,使缓解期延长,改善患儿对激素的敏感性。常用的免疫抑制剂和生物制剂及用法如下。

(1) 环磷酰胺(CTX):常用静脉冲击疗法。8~12mg/(kg·d),连续 2 天,间隔 2 周为 1 个疗程,一般 6 个疗程。总累积剂量 ≤ 168mg/kg。

(2) 他克莫司(FK506):0.05~0.15mg/(kg·d),每 12 小时口服 1 次,维持血药浓度 5~10μg/L,疗程 1~2 年。

(3) 环孢素 A(CsA):4~6mg/(kg·d),每 12 小时口服 1 次,维持血药谷浓度 80~120ng/ml,疗程 1~2 年。

(4) 吗替麦考酚酯(MMF):20~30mg/(kg·d),每 12 小时口服 1 次(最大量为 1.0g,q.12h.),疗程 1~2 年。

(5) 利妥昔单抗:每次 375mg/m$^2$,每周静脉输注 1 次,根据病情可给予 1~4 次。

**4. 对症支持治疗**

(1)纠正水肿:水肿者限盐。严重水肿和高血压者可适当利尿。严重低蛋白血症(血 ALB<15g/L)伴顽固水肿、常规利尿剂无效者,可给予人白蛋白(0.5~1g/kg)或低分子右旋糖酐 [ 5~10ml/(kg·次)] 输注,之后再静脉给予呋塞米 [ 1~2mg/(kg·次)] 利尿。严重者可给予连续性肾脏替代治疗(continuous renal replacement therapy,CRRT)。

(2)抗凝:血 ALB<15g/L、血胆固醇>15mmol/L、纤维蛋白原>6g/L 或有血液浓缩(红细胞压积增高,PLT>600 × 10$^9$/L),尤其在患儿有呕吐、腹泻等体液丢失情况时,可给予抗凝治疗。常用药物为肝素钠 [ 60~120U/(kg·次),每日 1~2 次,静脉滴注 ],或低分子量肝素 [ 60~100U/(kg·次),每日 1~2 次,皮下注射 ]。

(3)防治骨质疏松:激素治疗时通常给予维生素

D 400~1 000IU/d、元素钙 500~1 200mg/d。

## 【医嘱举例】

**现病史**：患儿男，3 岁 7 个月。主诉"发现水肿 3 天"。患儿无发热等感染相关表现。外院查尿常规示蛋白尿(+++)；血 ALB 16.4g/L，血总胆固醇 7.09mmol/L。

**查体**：体重 16kg，血压 90/50mmHg，双眼睑水肿，双下肢有轻度凹陷性水肿。腹部膨隆，移动性浊音(+)。心、肺查体无明显异常。

### 临时医嘱

血常规、C 反应蛋白

尿常规 + 沉渣

便常规

肝功能、肾功能、血脂全项(注意血浆白蛋白，有条件则完善胱抑素 C)

凝血功能

抗链球菌溶血素 O、补体 C3、补体 C4

24 小时尿蛋白定量

尿蛋白 - 肌酐比值

乙肝五项

抗核抗体

PPD 试验、T-SPOT.TB

胸部 X 线检查

心电图

泌尿系统超声

可选的其他检查，如尿蛋白分子量测定，免疫球蛋白，骨代谢相关检查[25- 羟维生素 D、血甲状旁腺激素等]，双肾静脉超声，超声心动图等。

## 长期医嘱

肾脏病护理常规

二级护理

低盐低脂优质蛋白饮食

测血压,q.d.

记 24 小时出入液量

泼尼松 10mg,p.o.,t.i.d.(排除感染后)

维生素 D 500IU,p.o.,q.d.

碳酸钙 D$_3$ 咀嚼片 1 片,p.o.,q.d.(每片含元素钙 600mg)

## 备 注

1. **NS 患儿的肾穿指征** ①迟发性激素耐药者。②高度怀疑病理为非微小病变者。③钙调磷酸酶抑制剂治疗过程中出现肾功能下降者。

2. **PNS 疗效判断** ①未缓解:尿蛋白仍 ≥(3+)。②部分缓解:尿蛋白阳性[ ≤(2+)]和 / 或水肿消失、血白蛋白大于25g/L。③完全缓解:血生化及尿检查完全正常。④临床治愈:完全缓解,停止治疗 3 年以上无复发。

3. 如果需要用激素和 / 或免疫抑制剂,需提前排除感染,尤其是结核。激素治疗时常规补充维生素 D 和钙剂。用药前后注意监测相关副作用,如高血压、高眼压、感染、血三系减低、骨质疏松、糖耐量异常等。

4. **MP 冲击疗法** 15~30mg/(kg·d),最大剂量可达 1g/d。但循证医学发现与 1g/d 相比,0.5g/d 药效相似,副作用明显减低,故建议一般最大剂量为0.5g/d。每日或隔日冲击 1 次,3 次为 1 个疗程,根据病情可间隔 3~5 天重复 1~2 个疗程。甲泼尼龙冲击可引起高血压、电解质紊乱和心律失常等,因此冲击前完善肝肾功能、电解质、心电图,监测血压,冲击当日应监测血压及心电监护。

5. **CTX 冲击疗法**　静脉冲击有 2 种方法可选择:① 8~12mg/(kg·d),连续应用 2 天,间隔 2 周为 1 个疗程,一般 6 个疗程。②每次 500~750mg/$m^2$,每月 1 次,一般 6 个疗程。笔者医院常用第一种。用药时注意水化,液体量达 2 000ml/$m^2$,可以静脉联合口服两种途径补充。

# 第三节　IgA 肾病

## 【疾病概述】

IgA 肾病(IgA nephropathy,IgAN)是一组以肾小球系膜区 IgA 沉积为主要免疫病理特征的临床综合征。原发性 IgAN 需排除各种继发原因,是一种常见的原发性肾小球疾病。多见于年长儿或青年,起病前多有上呼吸道感染等诱因。临床表现多样,轻重不一,以发作性肉眼血尿和持续性镜下血尿最为常见,可伴不同程度的蛋白尿,部分患儿表现为肾病综合征。

IgAN 为病理诊断。1982 年 Lee 分级系统简单易用,具体如下:

(1) Ⅰ级:绝大多数肾小球正常,偶见轻度系膜增宽(节段)伴 / 不伴细胞增殖。

(2) Ⅱ级:半数以下肾小球局灶节段性系膜增殖

或硬化,罕见小的新月体。

(3)Ⅲ级:轻至中度弥漫性系膜细胞增殖和系膜基质增宽,偶见小新月体和球囊粘连。

(4)Ⅳ级:重度弥漫性系膜细胞增殖和基质硬化,部分或全部肾小球硬化,可见新月体(<45%)。

(5)Ⅴ级:病变性质类似Ⅳ级,但更严重,>45%肾小球伴新月体形成。

## 【治疗原则】

1. **一般治疗**　注意休息,积极控制血压,适当限蛋白限盐,尽量避免使用 CCB 类降压药,控制体重,适当活动。如有感染,需积极控制感染,清除病灶。

2. **孤立性镜下血尿、肾脏病理Ⅰ级或Ⅱ级**　无需特殊治疗,或可酌情给予 ACEI 或 ARB,定期随访;临床持续 2~4 周以上的肉眼血尿者,可试用甲泼尼松龙冲击治疗[15~30mg/(kg·d),一般最大量为 0.5g/d,每天或隔天冲击 1 次,3 次为 1 疗程],1~2疗程。

3. **合并蛋白尿**

(1)轻度蛋白尿:指 24 小时蛋白尿定量<25mg/kg,以及肾脏病理Ⅰ级、Ⅱ级,可考虑应用 ACEI 类药物,定期随诊。

(2)中度蛋白尿:指 24 小时尿蛋白定量 25~50mg/(kg·d),或肾脏病理仅显示中度以下系膜增生,建议应用 ACEI 或 ARB 类药物。如 ACEI 或 ARB 治疗 3~6 个月后尿蛋白无明显下降者,可考虑给予糖皮质激素(以下简称激素)治疗。

(3)肾病综合征型或伴肾病水平蛋白尿:指 24 小时尿蛋白定量>50mg/(kg·d),或肾脏病理显示中度以上系膜增生,在应用 ACEI 或 ARB 的基础上,采用激素[泼尼松口服 1.5~2mg/(kg·d),4 周后可改隔日给药并渐减量,总疗程 1~2 年]联合免疫抑制剂(首选环磷酰胺)治疗。

**4. 伴新月体形成**　当肾病理中新月体形成累及肾小球数>25% 时,可给予甲泼尼龙冲击治疗,继之口服泼尼松,并联合环磷酰胺冲击治疗。

## 【医嘱举例】

**现病史**:患儿男,11 岁。主诉"肉眼血尿 2 个月"。2 个月以前,扁桃体炎次日出现尿色淡红,外院查尿潜血(++++),蛋白(+),尿沉渣示,红细胞满视野,异常形态 90%。后为持续镜下血尿,无其他不适。近期外院查尿常规示,蛋白(++),潜血(+++)。24 小时蛋白尿定量 55mg/kg。肝、肾功能正常。

**查体**:体重 40kg,血压 120/60mmHg,未见皮疹,无明显水肿,余(−)。

**家族史**:否认类似家族史。

**临时医嘱**

血常规、C 反应蛋白

尿常规 + 沉渣

便常规

肝功能、肾功能、血脂全项(有条件则完善胱抑素 C)

凝血功能

血沉

抗链球菌溶血素 O,IgG,IgM,IgA,补体 C3、C4

ANA、抗 ds-DNA 抗体、ANCA

乙肝五项

24 小时尿蛋白定量

尿蛋白 - 肌酐比值

T-SPOT.TB、PPD 试验

胸部 X 线检查

泌尿系超声检查(注意标注双肾大小及肾皮质厚度)

肾活检及病理

可选的其他检查,如抗 ENA 抗体、肾小管相关检查、骨代谢相关检查〔如血甲状旁腺激素、25- 羟维生素 D〕。

**长期医嘱**

肾脏病护理常规

二级护理

限蛋白限盐饮食

测血压,q.d.

醋酸泼尼松 20mg,p.o.,t.i.d.(排除感染后)

| 环磷酰胺 400mg<br>0.9% 氯化钠注射液 250ml | i.v.gtt.,q.d. × 2 天 |
|---|---|
| 0.9% 氯化钠注射液 100ml<br>5% 葡萄糖注射液 400ml | i.v.gtt.,q.d. × 2 天(水化) |

维生素 $B_6$ 50mg,入壶

贝那普利 10mg,p.o.,q.d.

维生素 D 700IU,p.o.,q.d.

碳酸钙 $D_3$ 咀嚼片 1 片,p.o.,q.d.(每片含元素钙 600mg)

**备 注**

1. 如果 1 年内多次发生扁桃体炎,尤其是化脓性扁桃体炎,并因此引起 IgA 肾病反复出现发作性血尿甚至肉眼血尿时,可酌情考虑是否行扁桃体摘除术。

2. 糖皮质激素及免疫抑制剂用药注意事项、甲泼尼龙冲击及环磷酰胺冲击注意事项见第2节原发性肾病综合征的备注。

3. ACEI 类药物不仅可以降血压,还可以减少尿蛋白和保护肾功能,是慢性肾脏病的常用药物。但应注意,ACEI 可引起高血钾,且当内生肌酐清除率 $<30ml/(min \cdot 1.73m^2)$ 时慎用。

# 第四节　紫癜性肾炎

## 【疾病概述】

过敏性紫癜(Henoch-Schönlein purpura,HSP)出现肾脏损害者称为过敏性紫癜性肾炎(hypersensitive purpura nephritis,HSPN),是儿科常见的继发性肾小球疾病之一。约97% HSP 患儿的肾损害发生在 HSP 起病的6个月以内。若肾损害出现在起病6个月后,结合病史、辅以肾活检,仍可诊断为HSPN。

1. **临床分型**　①孤立性血尿型;②血尿和蛋白尿型;③急性肾炎型;④肾病综合征型;⑤急进性肾炎型;⑥慢性肾炎型。

2. **肾脏病理**　IgA 系膜区沉积为主的系膜增生性肾小球肾炎。肾小球病理分级具体如下:

(1) Ⅰ级:肾小球轻微异常。

(2) Ⅱ级:单纯系膜增生,分为①局灶节段性;

②弥漫性。

（3）Ⅲ级：系膜增生，伴有 <50% 的肾小球新月体形成 / 节段性病变（硬化、粘连、血栓、坏死），其系膜增生可为①局灶节段性；②弥漫性。

（4）Ⅳ级：病变同Ⅲ级，50%~75% 的肾小球有上述病变，分为①局灶节段性；②弥漫性。

（5）Ⅴ级：病变同Ⅲ级，>75% 的肾小球有上述病变，分为①局灶节段性；②弥漫性。

（6）Ⅵ级：膜增生性肾小球肾炎。

## 【治疗原则】

1. **孤立性血尿或病理Ⅰ级** 酌情使用中药制剂（如阿魏酸哌嗪，成人剂量 100~200mg，p.o.，t.i.d.，儿童酌减）和 / 或 ACEI 类［如福辛普利，起始剂量 0.3mg/（kg·d），最大量 1.0 mg/（kg·d），p.o.，1 次 /d］。出现蛋白尿为病情加重的表现。

2. **少量蛋白尿［ <25mg/（kg·d）］合并 / 不合并血尿或病理Ⅱa级** 首选 ACEI 类或 ARB 类药物［如氯沙坦，口服起始剂量 1mg/（kg·d），最大剂量 2mg/（kg·d），1 次 /d］。用药 3~6 个月，尿蛋白量增加或持续不消失为疗效欠佳的表现。

3. **中量蛋白尿［ >25mg/（kg·d）但 <50mg/（kg·d）］或病理Ⅱb、Ⅲa级** 给予足量糖皮质激素治疗，或给予吗替麦考酚酯（MMF）口服治疗，剂量及疗程同下条。

4. **肾病水平蛋白尿、肾病综合征、急性肾炎综合征或病理Ⅲb、Ⅳ级** 给予糖皮质激素联合免疫抑制剂治疗。

（1）首选泼尼松 + 环磷酰胺冲击（CTX）：泼尼松 1.5~2mg/（kg·d），最大量为 60mg/d，口服 4 周，后改

1.5~2mg/kg 隔日顿服 4 周,以后逐渐减停,总疗程 6~12 个月。CTX 8~12mg/(kg·d)静脉滴注 ×2 天、间隔 2 周为一个疗程,共 6 个疗程,冲击日注意充分水化。

(2)不适于使用 CTX 者,可选用泼尼松 +MMF:泼尼松用法同上。MMF 20~30mg/(kg·d),分 2 次口服,3 个月后评估疗效,总疗程 6~12 个月。

(3)对临床症状较重、肾脏病理呈弥漫性病变或伴有>50% 新月体形成者,可先用甲泼尼龙冲击治疗[15~30mg/(kg·d),一般最大量为 0.5g/d,每天或隔天冲击 1 次,3 次为一疗程],后序贯泼尼松口服治疗。

5. **急进性肾炎或病理Ⅳ、Ⅴ级**　多采用三至四联疗法,常用方案为:甲泼尼龙冲击治疗 1~2 个疗程后口服泼尼松 +CTX(或其他免疫抑制剂)+ 肝素等。病情极危重者可辅以血浆置换或血液灌流。

## 【医嘱举例】

**现病史:**患儿男,10 岁 11 个月。主诉"反复出现皮肤紫癜 1 个月"。不伴发热、腹痛、关节肿痛等。外院查尿常规示,蛋白(+++)、潜血(+++),镜检示红细胞 12~15 个 /HP,异形红细胞占 90%。肝功能、肾功能、血小板正常。

**查体:**体重 38kg,血压 100/60mmHg,双下肢对称分布微凸出皮面、压之不褪色的紫癜样皮疹,双下肢轻度水肿,余(-)。

入院后肾脏病理为 HSPN,Ⅲb 级。

### 临时医嘱

血常规、C 反应蛋白

尿常规 + 沉渣

便常规 + 潜血

肝功能、肾功能

血脂全项

凝血功能

抗链球菌溶血素 O、IgG、IgM、IgA、补体 C3、补体 C4

ANA、抗 dsDNA 抗体、ANCA

乙肝五项

24 小时尿蛋白定量

尿蛋白 - 肌酐比值

T-SPOT.TB、PPD 试验

胸部 X 线检查

泌尿系超声检查

腹部超声(肝、胆、脾、胰)

肾脏活检及病理

其他可选的检查,如尿 $\beta_2$ 微球蛋白、尿 $\alpha_1$ 微球蛋白、尿 N- 乙酰葡萄糖苷酶(尿肾小管相关检查)

**长期医嘱**

肾脏病护理常规

二级护理

普通饮食

测血压,q.d.

泼尼松 20mg,p.o.,t.i.d.(排除感染后)

| | |
|---|---|
| 环磷酰胺 400mg<br>0.9% 氯化钠注射液 250ml | i.v.gtt.,q.d. × 2 天 |

| | |
|---|---|
| 0.9% 氯化钠注射液 100ml<br>5% 葡萄糖注射液 400ml | i.v.gtt.,q.d. × 2 天<br>(水化) |

维生素 $B_6$ 50mg,入壶

盐酸贝那普利 10mg,p.o.,q.d.

维生素 D 700IU,p.o.,q.d.

碳酸钙 $D_3$ 咀嚼片 1 片,p.o.,b.i.d.(每片含元素钙 300mg)

## 备 注

1. 肾活检指征。对于无禁忌证的患儿,尤其是以蛋白尿为主要表现的患儿,应尽可能早期行肾脏活检,根据病理分级选择治疗方案。

2. 除了肾小球损害外,HSPN 的肾小管间质损伤也与 HSPN 的疗效及转归密切相关。

3. 糖皮质激素及免疫抑制剂用药注意事项、甲泼尼龙冲击及环磷酰胺冲击治疗注意事项请见第二节原发性肾病综合征的备注。

## 第五节 狼疮性肾炎

## 【疾病概述】

当系统性红斑狼疮(systemic lupus erythematosus, SLE) 累及肾脏时,即为狼疮性肾炎(lupus nephritis, LN)。LN 是儿童常见的继发性肾小球疾病之一。SLE 存在下列任一项即可诊断为 LN:①尿蛋白检查满足以下任一项者,1 周内 3 次尿蛋白定性检查阳性;或 24 小时尿蛋白定量>150mg;或尿蛋白 - 肌酐比值>0.2mg/mg;②离心尿红细胞>5 个 /HP;③肾功能异常(包括肾小球和 / 或肾小管功能);④肾脏病理符合 LN 改变。

LN 肾小球的病理分型参照标准[2003 年国际肾脏病学会和肾脏病理学会(ISN/RPS)版]:

(1) Ⅰ型:轻微系膜性 LN。

(2) Ⅱ型:系膜增生性 LN。

(3) Ⅲ型:局灶性 LN,<50% 的肾小球受累,分活动性(A)和非活动性(C)病变。

(4) Ⅳ型:弥漫性 LN,≥50% 的肾小球受累。也分活动性(A)和非活动性(C)病变。有 2 种亚型——弥漫性节段性(Ⅳ-S)和弥漫性球性(Ⅳ-G) LN。若出现弥漫性"白金耳样"病变,也归入Ⅳ型。

(5) Ⅴ型:膜性 LN(membranous LN)。

(6) Ⅵ型:严重硬化型 LN(advanced sclerosing LN),>90% 肾小球全球性硬化。

除了肾小球损害外,LN 还可出现肾小管损害和肾血管损伤等。

## 【治疗原则】

尽早行肾活检,依据肾脏病理特点制订方案。积极控制 SLE 活动性。恢复并保护残存肾功能。坚持长期、正规、合理的药物治疗,并加强随访。避免 LN 复发,避免或减少药物毒副作用。

1. **一般性治疗**　①推荐羟氯喹[4~6mg/(kg·d)],最大量 0.4g/d,分 1~2 次口服]全程用药。②对于有蛋白尿伴或不伴高血压的患儿,可加用 ACEI 或 ARB 类药物。

2. **依据肾脏病理分型制订治疗方案**

(1) Ⅰ型、Ⅱ型 LN:伴有肾外症状者,给予 SLE 常规治疗(参见第三章风湿免疫性疾病)。如果糖皮质激素(以下简称激素)及 ACEI 不能有效控制,可考虑参照Ⅲ型、Ⅳ型 LN 治疗。

(2) Ⅲ型、Ⅳ型 LN(增殖性):推荐激素联合免疫抑制剂治疗。治疗分诱导缓解和维持治疗两个阶段。

1)诱导缓解阶段:一般为 6 个月,首选激素 + 环磷酰胺(CTX)冲击治疗。泼尼松 1.5~2.0mg/(kg·d),根据治疗反应缓慢减量。肾脏增生病变显著时需给予甲泼尼龙(MP)冲击 +CTX 冲击。

MP 冲击常用方案:15~30mg/(kg·d),一般最大量为 0.5g/d,每天或隔天冲击 1 次,3 次为 1 个疗程,间隔 3~5 天后重复 1~2 个疗程。

CTX 冲击常用方案:8~12mg/(kg·d)静脉滴注 × 2 天、间隔 2 周为 1 个疗程,共 6 个疗程。如病情缓解,之后可选择,①继续 CTX 冲击,每月 1 次,2~3 个疗程,注意 CTX 累积剂量为 150~250mg/kg;②序贯吗替麦考酚酯(MMF)治疗[20~30mg/(kg·d),最大量 3g/d]。

不能耐受 CTX 治疗、病情反复或 CTX 治疗 6 个月无效的情况下,推荐 MMF。

2)维持治疗阶段:至少 3 年。在 6 个月的诱导治疗后呈完全反应者,停用 CTX,序贯 MMF 或硫唑嘌呤[AZA,1.5~2mg/(kg·d),q.d. 或分次口服]等治疗;泼尼松逐渐减量至每日 5~10mg,口服长期维持。

(3)Ⅴ型 LN:非肾病范围蛋白尿且肾功能稳定的单纯 Ⅴ型 LN,按 SLE 常规治疗;大量蛋白尿的单纯 Ⅴ型 LN,可给予激素 + 免疫抑制剂(如 CTX、MMF、钙调磷酸酶抑制剂或 AZA)。Ⅴ + Ⅲ型及Ⅴ + Ⅳ型的治疗方案,同增殖性 LN(Ⅲ型和Ⅳ型)。

(4)Ⅵ型:具有明显肾功能不全者,给予肾替代治疗(透析或肾移植)。如同时伴有活动性病变,仍应给予泼尼松和免疫抑制剂治疗。

(5)LN 复发的治疗：根据病情,选择足量激素或 MP 冲击治疗;选择免疫抑制剂时可参考原有效方案;如重复 CTX 方案时,应考虑 CTX 累积剂量的问题。

(6)难治性 LN 的治疗：若经上述方案(如激素联合 CTX 或 MMF)治疗后仍无效者,可给予多靶点治疗(激素 +MMF+ 他克莫司联用),或给予利妥昔单抗(每次剂量 375mg/m$^2$,每周静脉注射 1 次,视病情 2~4 次)等生物制剂治疗。重症有活动性病变而其他治疗无效者可考虑血液净化(包括免疫吸附和血浆置换)治疗。

## 【医嘱举例】

**现病史**：患儿女,12 岁。主诉"发热伴面部皮疹 3 个月"。3 个月前患儿出现发热伴面部皮疹,伴有反复口腔溃疡、脱发、偶有头疼。1 周前外院检查示,白细胞 $2.64 \times 10^9$/L,血红蛋白 89g/L,血小板 $65 \times 10^9$/L;尿常规示,蛋白(+++),潜血(+++);肝肾功能示,白蛋白 22.8g/L,余 (-);血沉 55mm/h;ANA 1:1 280,抗 ds-DNA 抗体 1:640 ;24 小时尿蛋白定量 7.8g;泌尿系统超声提示双肾稍大,双肾弥漫病变。外院给予抗感染治疗 1 周,无效。

**查体**：体重 41kg,神清,双眼睑水肿,面部蝶形红斑。左侧口腔黏膜可见一枚 1cm×1cm 溃疡。双下肢轻度水肿。

入院后肾脏病理结果为 LN Ⅳ级。

### 临时医嘱

血常规、C 反应蛋白

尿常规 + 沉渣

便常规

肝功能、肾功能、血脂全项(有条件则完善胱抑素 C)

凝血功能

血沉、降钙素原

补体 C3、补体 C4,IgG、IgM、IgA

ANA、抗 ds-DNA 抗体、抗 ENA 抗体、ANCA

抗磷脂抗体谱(狼疮抗凝物、抗心磷脂抗体、抗 $\beta_2$ 糖蛋白抗体)

Coombs 试验、网织红细胞

铁四项(血清铁、铁蛋白、总铁结合力以及转铁蛋白饱和度)

血涂片

感染四项

EBV 相关抗体、EBV-DNA、TORCH-IgM、CMV PP65、CMV-DNA、支原体抗体

PPD 试验、T-SPOT.TB

24 小时尿蛋白定量

尿蛋白 - 肌酐比值

腹部超声

心电图、心脏彩超

胸部 X 线检查 / 胸部高分辨率 CT

泌尿系超声检查(注意双侧肾脏大小及肾皮质厚度)

肾脏活检及病理

颅脑 MRI/ 颅脑 PET

腰椎穿刺

脑脊液常规、生化、细胞学、涂片(革兰氏染色、抗酸染色、找真菌)、隐球菌抗原、细菌培养、寡克隆

区带等（此为 SLE 相关神经系统评估检查）

眼科会诊

可选的其他检查,如脑电图、T 细胞亚群、B 细胞亚群、血甲状旁腺激素、25- 羟维生素 D、β 胶原降解产物等。

## 长期医嘱

肾脏病护理常规

二级护理

普通饮食

测血压,b.i.d.

羟氯喹 0.2g,p.o.,q.d.

| | |
|---|---|
| 甲泼尼龙 500mg<br>5% 葡萄糖注射液 100ml | i.v.gtt.,q.d. × 3 天（冲击当天心电监护、密切监测血压） |

泼尼松 20mg,p.o.,t.i.d.（甲泼尼龙冲击日停用）

| | |
|---|---|
| 环磷酰胺 400mg<br>0.9% 氯化钠注射液 250ml | i.v.gtt.,q.d.,× 2 天（不与甲泼尼龙同日冲击） |

| | |
|---|---|
| 0.9% 氯化钠注射液 100ml<br>5% 葡萄糖注射液 400ml | i.v.gtt.,q.d.,× 2 天（环磷酰胺水化） |

维生素 $B_6$ 50mg,入壶

维生素 D 500IU,p.o.,q.d.

碳酸钙 $D_3$ 咀嚼片 1 片,p.o.,t.i.d.（每片含元素钙 300mg）

## 备 注

1. 羟氯喹有视网膜毒性作用,需眼科检查（包括视野、眼底及视敏度等）无禁忌时可使用,用药后每 3~6 个月复查眼科检查。

2. 糖皮质激素及免疫抑制剂用药注意事项、甲泼尼龙冲击及环磷酰胺冲击注意事项请见第二节原发性肾病综合征的备注。

### 3. LN 治疗效果判断

(1)完全缓解:尿蛋白 - 肌酐比值<0.2mg/mg,或 24 小时尿蛋白定量<150mg,镜检尿红细胞不明显,肾功能正常。

(2)部分缓解:尿蛋白降低 ≥50%,非肾病范围;血肌酐稳定(±25%)或改善,但未达正常水平。

### 4. LN 重复肾活检指征

(1)LN 维持治疗 12 个月仍未达到完全缓解者,更换治疗方案前。

(2)如怀疑患儿的肾脏病理类型发生变化,或不明原因蛋白尿加重时可考虑。

(3)对肾功能恶化的患儿应该重复肾活检。

## 第六节 尿路感染

## 【疾病概述】

尿路感染(urinary tract infection,UTI)指病原体直接侵入尿路,在尿液中生长繁殖,并侵犯尿路黏膜或组织而引起的炎症反应。UTI 是小儿时期的常见病。根据感染的部位可分为上尿路感染(肾盂肾炎)和下尿路感染(膀胱炎及尿道炎)。急性 UTI 症状因患儿年龄不同而差异较大。婴幼儿 UTI 的临床表现往往缺乏特异性,可表现为全身感染中毒症状;年长儿可出现发热、腰酸、尿频、尿急、尿痛、排尿困难等表现。尿细菌培养及菌落计数是诊断的主要依据，具体见表 8-1。80%~90% 的 UTI 由肠道杆菌引起，如大肠埃希菌等。

表 8-1 尿液标本收集方法与菌落计数

| 尿液标本收集方法 | 菌落计数 / ($ml^{-1}$) | 感染的可能性 |
|---|---|---|
| 耻骨上膀胱穿刺 | 革兰氏阴性细菌任何数量 | >99% |
| | 革兰氏阳性细菌 >$1 \times 10^3$ | >99% |
| 导尿管收集尿液 | >$1 \times 10^5$ | 95% |
| | $1 \times (10^4\text{~}10^5)$ | 可能 |
| | $1 \times (10^3\text{~}10^4)$ | 可疑,重复尿检 |
| 清洁尿 | <$1 \times 10^3$ | 无 |
| 男童 | >$1 \times 10^4$ | 可能诊断 |
| 女童 | 3 次 >$1 \times 10^5$ | 95% |
| | 2 次 >$1 \times 10^5$ | 90% |
| | 1 次 >$1 \times 10^5$ | 80% |
| | $5 \times 10^4\text{~}1 \times 10^5$ | 可疑,重复尿检 |
| | $1 \times 10^4\text{~}5 \times 10^4$ | 症状性:可疑,重复尿检 无症状性:无 |
| | <$1 \times 10^4$ | 无 |

不同年龄患儿的影像学检查推荐流程：

(1)≤2 岁患儿：首次发热性 UTI,建议完善泌尿系超声及核素肾静态显像检查(DMSA)。如果其中一项结果异常,或存在不典型 UTI 表现,建议在急性感染控制后行排泄性膀胱尿路造影(MCU);如果均未见异常,则密切随访,如有感染反复则完善 MCU。

(2)>2 岁患儿:首次发热性 UTI,视病情而定。一般完善泌尿系超声即可;若超声异常,或临床表现不典型,或抗感染 48 小时无明显好转,则建议按 ≤2 岁患儿流程进行。

## 【治疗原则】

治疗目的:控制感染,防止肾瘢痕形成,去除诱发因素和预防再发。抗感染治疗前一定要留尿培养;根据尿培养及药敏试验结果选择有效抗生素,积极控制感染;除去诱因,防止复发;纠正先天或后天尿路结构异常,防止肾瘢痕形成。

**1. 一般治疗** 注意休息、多饮水。如有便秘,应积极处理。女童应注意外阴部卫生。

**2. 抗生素治疗** 留尿培养后可先给予经验性治疗;待尿培养和药敏试验结果回报后,结合临床疗效调整用药;在抗感染治疗 48 小时后评估疗效,包括临床症状、尿检指标等,如效果不佳,则复查尿培养。

(1)急性肾盂肾炎:应选择血药浓度高的药物治疗 10~14 天。推荐第二代以上头孢菌素[如头孢克肟,<30kg 患儿 1.5~3mg/(kg·次),b.i.d.,口服;≥30kg 患儿同成人量 50~100mg/次,b.i.d.,口服;头孢曲松 30~80mg/(kg·d),q.d.,静脉滴注];氨苄青霉素/棒酸盐复合物[如阿莫西林克拉维酸钾 20~40mg/(kg·d),分 2~3 次],给药方式为,① ≤3 月龄,可全程静脉滴注;②>3 月龄,若有中毒、脱水等症状或不能耐受口服,可先静脉治疗 2~4 天后改口服。

(2)下尿路感染:应选择尿浓度高的药物治疗

3~4 天。如复方磺胺甲噁唑[<40kg 者,磺胺甲噁唑 20~30mg/(kg·次)+甲氧苄啶 4~6mg/(kg·次),q.12h.;≥40kg 者同成人量,磺胺甲噁唑 800mg/次+甲氧苄啶 160mg/次,q.12h.]等口服。

3. 对反复 UTI 的儿童,应积极寻找致病因素[如膀胱输尿管反流(vesicoureteral reflux,VUR)],外科治疗尿路解剖结构异常;扩张型 VUR 以及原因不明的 UTI 复发者,建议在控制急性发作后考虑预防性抗菌治疗。

## 【医嘱举例】

**现病史**:患儿女,1 岁 3 个月。主诉"发热伴排尿时哭闹 4 天"。

**查体**:体重 12kg,未见明显异常。

**辅助检查**:血常规示,白细胞 $16.6 \times 10^9$/L,中性粒细胞百分比 80%,CRP 35mg/L。尿常规示,尿比重 1.004,白细胞酯酶(++),镜检白细胞 276 个/μl,细菌 15 520/μl。

入院后诊断为急性肾盂肾炎,为首次发作。

### 临时医嘱

血常规、C 反应蛋白

尿常规+沉渣

便常规

肝功能、肾功能

中段尿尿培养+药敏试验(3 次)

泌尿系统 B 超

静态核素肾显像检查

可选的其他检查,如降钙素原、血培养等。

### 长期医嘱

肾脏病护理常规
一级护理
普通饮食

| | |
|---|---|
| 头孢曲松 0.5g | i.v.gtt., q.d.（送检 |
| 5% 葡萄糖注射液 50ml | 尿培养后） |

### 备　注

1. 需要强调的是,一定要询问患儿既往是否曾有不明原因发热且未行尿液检查的病史,因为有所谓的"首次"发热的 UTI 患儿,可能是再次感染,此时应尽早完善 DMSA 及 MCU 检查。

2. **泌尿系统超声**　建议首次发热性 UTI 均行泌尿系统超声检查,其目的主要是发现和诊断泌尿系统发育畸形。

3. DMSA　①急性期行 DMSA,是诊断急性肾盂肾炎的金标准;同时,对于发热性 UTI 的婴幼儿,急性期行 DMSA 检查对于除外扩张型 VUR（Ⅲ~Ⅴ级）具有重要作用。②急性感染后 3~6 个月检查 DMSA 用于评估肾瘢痕。

4. MCU　是确诊 VUR 的基本方法及分级的金标准。MCU 应在超声提示肾积水或输尿管扩张除外梗阻性疾病,DMSA 提示急性肾盂肾炎、肾瘢痕,UTI 复发及其他非典型或复杂的临床情况时完善。

5. 复方磺胺甲噁唑用药时,注意多饮水,防尿中形成结晶,肾功能不全时慎用。

# 第七节 急性肾衰竭

## 【疾病概述】

急性肾衰竭(acute renal failure,ARF)是由多种原因引起的肾小球滤过率(glomerular filtration rate,GFR)急剧降低,导致代谢产物在体内堆积,血尿素氮及肌酐升高,并引起水、电解质紊乱和酸碱平衡紊乱的一组综合征。以少尿型 ARF 常见。

根据病理生理不同分为肾前性、肾性及肾后性3类。

## 【治疗原则】

治疗原则为首先去除病因,改善肾血流量,促进体内代谢产物排泄,保持水、电解质、酸碱平衡,避免应用肾毒性药物和影响肾血流的药物,防治并发症。肾前性 ARF 主要是补充液体,纠正循环血流动力学障碍;肾后性 ARF 主要是解除肾后梗阻。本章节主要是针对肾性 ARF 治疗介绍。

1. 少尿期治疗

(1)控制水钠摄入:"量出为入"的原则,每日液量 = 不显性失水[400ml/(m²·d)]+前日显性失水(尿、便、吐等)− 内生水[100ml/(m²·d)]。发热儿童的体温每升高 1℃,不显性失水增加 75ml/(m²·d)。

(2)低盐、低蛋白、低钾、低磷、高糖富含纤维素饮食。

（3）维持水、电解质、酸碱平衡,纠正代谢性酸中毒。

1）高钾血症:如血钾>6.5mmol/L 或合并心脏传导异常时应积极处理。

心电监护下,10% 葡萄糖酸钙 0.5~1ml/kg(最大量 10ml/ 次)加入等体积葡萄糖注射液中稀释后缓慢静脉注射。

高张葡萄糖和胰岛素(每 3~4g 葡萄糖:1U 胰岛素),每 1.5g/kg 葡萄糖可降低血钾 1~2mmol/L。上述保守治疗无效时,及时透析。

2）低钠血症:真性低钠者,给予 3% 氯化钠注射液,按 12ml/kg 可提高血钠 10mmol/L 计算,一般先给予半量。

3）纠正酸中毒:轻中度代谢性酸中毒一般不先处理。当[$HCO_3^-$]<12mmol/L,或动脉血 pH 值<7.2 时,给予 5% 碳酸氢钠注射液,1ml/kg 可提高[$HCO_3^-$]1mmol/L,一般先给半量,稀释成等渗液再用。

（4）防治高血压、心功能损害和肺水肿。

（5）血液净化治疗:保守治疗无效时,血液透析或腹膜透析的指征如下,①严重水潴留,有肺水肿、脑水肿等;②血钾≥6.5mmol/L,或有心电图高钾表现;③严重酸中毒,血浆[$HCO_3^-$]<12mmol/L,或血 pH 值<7.2 ;④严重氮质血症,血尿素氮>28.6mmol/L,或血肌酐>707.2μmol/L。现透析指征有放宽趋势。

2. **多尿期治疗**

（1）应注意适当补充水分。一般补充尿量的 1/2~2/3。

（2）防治低钾和低钠血症。

（3）继续加强防治感染,补充营养。

**3. 恢复期治疗** 注意休息和营养,防治感染等。

## 【医嘱举例】

**现病史**:患儿男,4 岁。主诉"发热 6 天,尿少 2 天"。家长给予大剂量布洛芬 q.6h. 退热后出现少尿、腹痛、水肿。

**查体**:体重 15kg,血压 100/50mmHg,无黄疸、皮疹,心、肺、腹部查体大致正常,双下肢轻度水肿。

**辅助检查**:尿常规示,血尿(++)、蛋白尿(++);肾功能示,肌酐 186μmol/L,尿素氮 15.2mmol/L,钾 5.9mmol/L,钠 132mmol/L,钙 2.0mmol/L;肝功能正常;血气 pH 值 7.31,碱剩余 –8mmol/L。腹部 B 超示双肾肿胀,实质弥漫性损害。

### 临时医嘱

血常规、C 反应蛋白

尿常规 + 沉渣(注意尿比重等)

便常规

肝功能、肾功能

电解质(包括钙、磷)

血脂全项

血 $\beta_2$ 微球蛋白

淀粉酶、脂肪酶

凝血功能

血气分析

补体 C3、补体 C4、血清免疫球蛋白

尿蛋白分子量检测

肾小管相关检查(尿氨基酸、尿 N- 乙酰 -β-D-氨基葡萄糖苷酶、尿 $\alpha_1$ 微球蛋白、尿 $\beta_2$ 微球蛋白)

24 小时尿蛋白定量

尿电解质

泌尿系统超声

心电图

胸部、腹部 X 线检查

肾活检及病理（必要时）

10% 葡萄糖酸钙 10ml ｜ i.v.gtt.（缓慢）
5% 葡萄糖注射液 10ml

可选的其他检查：感染相关检查（中段尿培养、血培养、支原体抗体、乙型 / 丙型肝炎病毒、人类免疫缺陷病毒、梅毒等）。

### 长期医嘱

肾脏病护理常规

一级护理

病重 / 病危

优质低蛋白饮食

卧床休息

记 24 小时出入液量

测血压，b.i.d.

测体重，q.d.

心电监护

停用非甾体抗炎药

呋塞米 15mg，p.o.，t.i.d.

抗生素（有细菌感染证据时）

### 备　注

1. **区分肾前性及肾性急性肾衰竭**

（1）补液试验：生理盐水或 2∶1 液（2 份生理盐水 +1 份 1.4% 碳酸氢钠液）15~20ml/kg，30 分钟输完,输完 2 小时,如尿量<17ml/kg,则可能为肾实质性肾衰竭;如尿量明显增加,考虑为肾前性肾衰竭。无脱水病史或临床明确为肾实质性肾损害时慎用。请注意监测电解质等。

(2)利尿试验:如补液后无反应,可试用 20% 甘露醇注射液(0.2~0.3g/kg),在 30 分钟滴入,如尿量>40ml/h,即为有效,可考虑为肾前性肾衰竭。增加不明显者给予呋塞米 1~2mg/kg,若仍无改善表明为肾实质性肾衰竭。

(3)钠排泄分数(FENa%)计算公式:

$$FENa\% = \frac{尿钠 \times 血肌酐}{血钠 \times 尿肌酐} \times 100\%$$

肾前性肾衰竭时<1%,肾性肾衰竭时 2%~3%。

(4)肾衰指数(RFI)计算公式:

$$RFI = \frac{尿钠(mmol/L) \times 血肌酐(mmol/L)}{尿肌酐(mmol/L)}$$

肾前性肾衰竭时 RFI<1。在肾性肾衰竭时 RFI>1,可达 4~10。

2. **急性肾损伤(AKI)**  是病程在 3 个月以内,包括血、尿、组织学及影像学检查所见的肾脏结构与功能异常。符合下列情况之一者即可诊断:

(1)48 小时内至少 2 次血清肌酐升高的绝对值 ≥26.5μmol/L(0.3mg/dl)。

(2)血清肌酐较原肌酐值增长 ≥50%。

(3)尿量<0.5ml/(kg·h)达 6 小时(单用尿量改变作为判断标准时,需要除外尿路梗阻及其他导致尿量减少的原因)。

3. **出院标准**  尿量正常,水肿减轻,血压正常,肾功能改善。

# 第八节 远端肾小管性酸中毒

## 【疾病概述】

远端肾小管酸性中毒（distal renal tubular acidosis, dRTA）是一组不同病因引起的尿液不能酸化至 pH 值 5.3~5.5（即使在酸中毒情况下）的肾小管疾病。主要由远端肾小管排泌氢离子障碍,尿酸化功能缺陷引起。本症分为原发和继发。诊断依据:①患儿存在高血氯性代谢性酸中毒,阴离子间隙正常,肾小球滤过率正常或接近正常。②低钾血症,尿钾排出增多。③尿 pH 值持续大于 5.5。④尿阴离子间隙（urinary anion gap, UAG, 即尿 $[Na^+]+[K^+]-[Cl^-]$）为正值。⑤尿与血二氧化碳分压（$PCO_2$）差值 20~30mmHg。如有高尿钙、低枸橼酸尿、尿路结石、肾钙化则进一步支持诊断。任何年龄均可发病,患儿可出现生长迟缓、呕吐、多尿、脱水、无力、腹胀等表现。部分患儿出现佝偻病/骨软化、进展性感觉神经性耳聋、贫血等。不完全型可只有低血钾、肾结石等症状,而无全身酸中毒（必要时可行氯化铵负荷试验）。

*ATP6V1B1*、*ATP6V0A4*、*SLC4A1* 基因突变等可引起遗传性 dRTA。

## 【治疗原则】

本症主要为对症治疗,治疗目标是纠正酸中毒和电解质异常；改善生长；预防肾钙化、肾结石和CKD。

1. **病因治疗** 原发性 dRTA 需终生治疗。继发性 dRTA（如慢性肾盂肾炎、药物中毒、系统性红斑狼疮、干燥综合征等引起），在治疗原发病的基础上仍需对症治疗 dRTA。

2. **限盐饮食** 肾浓缩功能差者，每日应供足量水分。

3. **纠正酸中毒** 口服 10% 的枸橼酸钠钾合剂（枸橼酸钾 100g+ 枸橼酸钠 100g，加水 1 000ml，每毫升含钠和钾各 1mmol）。从 1~3mmol/（kg·d）开始，分 3~6 次在 24 小时内均匀口服，之后根据疗效调整用量，目标血气［$HCO_3^-$］达到 22~24mmol/L，血钾达正常范围。

4. **补钾** 治疗初期如严重低血钾，或经上述枸橼酸盐治疗后血钾仍偏低，可加用 10% 枸橼酸钾溶液，开始剂量为 2ml/（kg·d）。

5. 听力下降或耳聋需耳鼻喉科专科支持。

6. 长期、定期随访。

## 【医嘱举例】

**现病史**：患儿女，2 岁。主诉"间断呕吐、四肢无力 1 年余"。外院多次查血钾低，最低 2.0mmol/L，间断补钾。

**查体**：生命体征平稳，身高 79cm（小于同龄、同性别儿童第 3 百分位数），体重 10kg（同年龄、同性别儿童第 3~10 百分位数），皮肤稍干燥，弹性可，眼窝无凹陷，哭时有泪，心、肺、腹部查体均未及明显异常，四肢肌力 V 级 -，肌张力稍弱。

**辅助检查**：急诊查血气分析示，PH 值 7.35，［$HCO_3^-$］

16mmol/L, 碱剩余 -9.7mmol/L, $[K^+]$2.9mmol/L, $[Na^+]$ 134mmol/L, $[Cl^-]$107mmol/L; 尿常规示, pH 值 7.0, 尿比重 1.003, 余 (-); 肝、肾功能正常。泌尿系统超声提示肾脏钙质沉着。

**诊断:** 肾小管酸中毒。

## 临时医嘱

血常规

尿常规 + 沉渣

便常规

肝功能、肾功能

电解质

心肌酶谱

血气分析

肾小管相关检查(尿氨基酸、尿 $\alpha_1$ 微球蛋白、尿 $\beta_2$ 微球蛋白、尿 N- 乙酰 -β-D- 氨基葡萄糖苷酶)

尿渗透压

24 小时尿钾、钠、氯、钙、磷

长骨 X 线片

心电图

眼科会诊

听性脑干反应阈值

其他可选的检查项目: 基因检测(根据具体情况可选择肾小管疾病 panel 或全外显子基因检测等)、骨龄、颅脑 MRI、血氨、乳酸等

## 长期医嘱

肾小管酸中毒常规护理

一级护理

限盐饮食

记 24 小时出入量

10% 枸橼酸钠钾合剂 5ml, p.o., q.8h.（根据血气调整用量）

## 备 注

1. **尿 $PCO_2$ 测定** 测定在碱性尿时,远端肾小管的最大泌 $H^+$ 能力。方法为,试验当天限水,防 $HCO_3^-$ 排出。晚上分次服碳酸氢钠 3mmol/kg,相当于 0.25g/kg（成人量 16.8g,相当于 200mmol）,次日清晨留尿查尿 pH 值,若尿 pH 值>7.8,查血气和尿气（以石蜡密封管口防 $CO_2$ 排出）。当尿 pH 值>7.8 时,尿 $PaCO_2^-$ 血 $PaCO_2$<20~30mmHg 支持诊断 dRTA。试验过程中注意手足搐搦的发生,补钙可预防。

2. **酸负荷试验** 也称氯化铵（$NH_4Cl$）负荷试验。已有严重的酸中毒患儿不宜做此试验。具体方法为,口服 $NH_4Cl$ 0.1g/kg,2 小时后每小时测尿 pH 值 1 次,6~8 小时后测血气（试验时多饮水促进排尿）。结果判断,当血 [$HCO_3^-$]<18mmol/L 时,尿 pH 值仍不能降至 5.5 或以下,则可诊断为 dRTA。

# 第九章　血液系统疾病

## 第一节　缺铁性贫血

### 【疾病概述】

缺铁性贫血是由于体内铁缺乏,最终导致血红蛋白(hemoglobin,Hb)合成减少所致的一类贫血,红细胞呈小细胞低色素性改变,具有血清铁蛋白、血清铁和转铁蛋白饱和度降低、总铁结合力增高等铁代谢异常的特点。临床表现:①一般表现,皮肤、黏膜苍白,易疲乏、头晕等。②髓外造血表现,肝、脾可轻度肿大,年龄越小、病程越久,贫血越重,肝脾大越明显。③非造血系统症状:食欲减退、记忆力减退、心率增快、心脏扩大、反甲以及易合并感染。6~24 个月的婴幼儿和青春期儿童是主要高危人群。

### 【治疗原则】

1. **一般治疗**　避免感染,给予富含铁的食物。

2. **去除病因**　尽可能查找导致缺铁的原因和基础疾病,并采取相应措施去除病因。如纠正厌食、偏食,治疗慢性失血疾病。

3. **铁剂治疗**　尽量给予铁剂口服治疗。

(1)口服铁剂治疗：采用亚铁制剂口服补铁，元素铁 4~6mg/kg，分 2~3 次，餐间服用。同时口服维生素 C 促进铁吸收。Hb 正常后继续补铁 6~8 周，恢复储存铁。

(2)静脉补铁：口服无效或无法口服者可静脉补铁。静脉补铁公式：总补铁量（mg）= 体重（kg）× ［150–Hb 实测值（g/L）］× 0.24+ 储备铁量（储存铁量 =500mg，体重 ≤ 35kg 者，按 15mg/kg 计算）。

4. 输红细胞　贫血严重，合并心衰或感染时。

【医嘱举例】

**现病史**：患儿男，8 个月，主诉"面色苍白 2 个月"。不爱活动，食欲差。

**既往史**：足月儿，生后混合喂养，5 个月出现大便带血，诊断牛奶蛋白过敏，更改水解蛋白奶粉治疗好转。6 个月起不规则添加米汤，未添加其他辅助食品。

**查体**：体重 8kg，精神反应欠佳，面色、口唇黏膜及甲床苍白，心率 120 次 /min，心音有力，腹软，肝肋下 2cm，质软，脾肋下及边。

**辅助检查**：血常规示小细胞低色素性贫血。

### 临时医嘱

血常规 + 网织红细胞

尿常规

便常规 + 潜血

肝功能、肾功能

电解质

血涂片红细胞形态

血清铁、铁蛋白、总铁结合力和转铁蛋白饱和度

红细胞游离原卟啉

骨髓涂片、铁染色(必要时)

血红蛋白电泳(必要时,补铁治疗不能完全纠正贫血、平均红细胞体积明显减低者)

### 长期医嘱

儿科护理常规

二级护理

饮食自备 *

多糖铁复合物胶囊 2~3mg/(kg·次),p.o.,b.i.d.(或右旋糖酐铁、琥珀酸亚铁等其他二价铁,注意不同铁剂含铁量不同,需按照铁元素剂量进行补充)

维生素 C 50mg,p.o.,b.i.d.

### 备 注

1. * **合理喂养** 逐渐添加富含铁的辅食,如强化铁米粉、蛋黄、红肉等。

2. **疗效标准** 补铁 3~4 天后网织红细胞开始升高,7~10 天达高峰,2~3 周后降至正常;补铁 2 周后血红蛋白量开始上升,4 周后血红蛋白应上升 20g/L 以上。

## 第二节 营养性巨幼细胞贫血

【**疾病概述**】

营养性巨幼细胞贫血是由于维生素 $B_{12}$ 和 / 或叶酸缺乏所致的一种大细胞性贫血。主要临床特点是贫血、神经精神症状,红细胞的胞体变大,骨髓中出现巨幼细胞,用维生素 $B_{12}$ 和 / 或叶酸治疗有效。

## 【治疗原则】

**1. 去除病因** 纠正厌食、偏食。

**2. 维生素 $B_{12}$ 和叶酸治疗**

(1)叶酸 5~15mg/d,同时口服维生素 C 效果更佳。胃肠道吸收不佳者,可肌内注射 N - 甲基四氢叶酸钙 3~6mg,每日 1 次。

(2)维生素 $B_{12}$ 100μg/ 次,每周 2~3 次,至临床症状好转、血象恢复正常为止。

## 【医嘱举例】

**现病史**:患儿女,2 岁,主诉"面色苍黄伴精神不振半年"。有反应迟钝、食欲差、腹泻。生后母乳、羊奶混合喂养,6 个月添加辅食,挑食严重,不爱吃蔬菜及肉。

**查体**:精神反应欠佳,面色苍黄,口唇、甲床苍白,肝肋下 2cm,质软。

**辅助检查**:血涂片可见红细胞大小不等,以大细胞为多。

### 临时医嘱

血常规 + 网织红细胞

尿常规

便常规 + 潜血

肝功能、肾功能

电解质

血涂片

血清维生素 $B_{12}$、叶酸

内因子抗体(必要时)

## 长期医嘱

儿科护理常规
二级护理
普通饮食
维生素 $B_{12}$ 100μg,i.m.,b.i.d.
叶酸片 5mg,p.o.,b.i.d.

## 备 注

1. 有精神神经症状者,以维生素 $B_{12}$ 为主,单用叶酸可加重症状。

2. **疗效标准** 应用维生素 $B_{12}$、叶酸治疗 3~4 天后,精神、食欲好转,网织红细胞开始增加,6~7 天达高峰,2 周后降至正常,2~6 周红细胞和血红蛋白恢复正常。神经系统恢复较慢,少数患者需经数月后才能完全消失。

# 第三节 再生障碍性贫血

## 【疾病概述】

再生障碍性贫血(aplastic anemia,AA)是由多种病因及发病机制引起的一种骨髓造血功能衰竭性疾病,主要表现为骨髓有核细胞增生低下、外周全血细胞减少以及由其导致的贫血、出血和感染。一般无肝、脾、淋巴结肿大。

本病分为先天性及获得性两大类。先天性 AA

主要包括 Fanconi 贫血、先天性角化不良、Shwachman-Diamond 综合征等。诊断获得性 AA 应首先排除先天性骨髓衰竭性疾病。儿童处于生长发育阶段,本病发病早期可能骨髓有核细胞全面增生低下并不明显,巨核细胞数在正常范围低限,外周血仅表现为单纯血小板减少或中性粒细胞轻度降低。

**1. 诊断标准**

(1)临床表现:主要表现为贫血、出血、感染等血细胞减少的相应临床表现。一般无肝、脾、淋巴结肿大。

(2)实验室检查

1)血常规检查:红细胞、粒细胞和血小板减少,校正后的网织红细胞<1%。至少符合以下 3 项中的 2 项,①血红蛋白<100g/L;②血小板<$100 \times 10^9$/L;③中性粒细胞绝对值<$1.5 \times 10^9$/L。如为两系减少则必须包含血小板减少。

2)骨髓穿刺检查:骨髓有核细胞增生程度活跃或减低,骨髓小粒造血细胞减少,非造血细胞比例增高;巨核细胞明显减少或缺如,红系、粒系可明显减少。儿童不同部位造血程度存在较大差异,骨髓穿刺部位推荐首选髂骨或胫骨(年龄小于 1 岁者)。

3)骨髓活检:骨髓有核细胞增生减低,巨核细胞减少或缺如,造血组织减少,脂肪和 / 或非造血细胞增多,无纤维组织增生,网状纤维染色阴性,无异常细胞浸润。如骨髓活检困难可行骨髓凝块病理检查。

(3)除外可致全血细胞减少的其他疾病。

**2. 分型诊断标准**

(1)重型 AA(SAA)

1)骨髓有核细胞增生程度 25%~50%,残余造血细胞少于 30% 或有核细胞增生程度低于 25%。

2)外周血象至少符合以下 3 项中的 2 项：①中性粒细胞绝对值<$0.5 \times 10^9$/L；②血小板计数<$20 \times 10^9$/L；③网织红细胞绝对值<$20 \times 10^9$/L，或校正后的网织红细胞<1%。

(2)极重型 AA(vSAA)：除满足 SAA 条件外，中性粒细胞绝对值<$0.2 \times 10^9$/L。

(3)非重型 AA(NSAA)：未达到 SAA 和 vSAA 诊断标准。

## 【治疗原则】

1. **支持治疗** 避免出血、避免接触骨髓损伤性药物，防治感染，成分血输注，应用造血生长因子。

2. **造血干细胞移植治疗** SAA、vSAA 或免疫抑制治疗无效的输血依赖性 NSAA。

3. **免疫抑制治疗**(immunosuppressive therapy，IST)

(1)抗胸腺细胞球蛋白 / 抗淋巴细胞球蛋白(ATG/ALG)：①无 HLA 相合同胞供者的 SAA 和 vSAA；②血象指标中有 1 项达 SAA 标准的 NSAA 和输血依赖的 NSAA，且无 HLA 相合同胞供者；③第 1 次 ATG/ALG 治疗后 3~6 个月无效，且无合适供者行造血干细胞移植的患儿。

(2)环孢素 A(CsA)：① ATG/ALG 治疗的 SAA/vSAA 患儿；② NSAA 患儿。剂量 5mg/(kg·d)，服药 2 周后监测 CsA 血药浓度，全血谷浓度维持在 100~200μg/L。服药期间应定期监测血药浓度、肝肾功能和血压等。

(3)其他 IST：大剂量环磷酰胺、他克莫司、抗 CD52 单抗、西罗莫司。

4. **雄激素** 辅助促造血用药物。

## 【医嘱举例】

**现病史**：患儿男，9岁，主诉"面色苍白、乏力1个月，发热2天"。1个月前出现面色苍白、乏力，家属未予重视，未行诊治。2天前出现发热，最高体温38.5℃，伴咽痛，无咳嗽、流涕。既往体健。

**查体**：面色苍白，颈部散在分布针尖大小出血点，不高出皮面，压之不褪色，全身皮肤、黏膜、巩膜无黄染；咽红，双侧扁桃体Ⅱ度肿大，无分泌物，未触及肿大的浅表淋巴结；胸骨无压痛；双肺呼吸音清，心音有力，律齐；腹软，肝、脾肋下未触及，全腹未及包块，无压痛及反跳痛。

**辅助检查**：血常规示，WBC $2.8 \times 10^9$/L，N% 35%，RBC $2.3 \times 10^{12}$/L，Hb 73g/L，PLT $25 \times 10^9$/L，网织红细胞 0.3%。Coombs 试验、Ham 试验（−）。骨髓穿刺示，骨髓细胞增生轻度减低，巨核细胞明显减少，血小板少见。骨髓活检示造血组织减少，脂肪组织增多。

### 临时医嘱

血常规＋网织红细胞

尿常规

便常规＋潜血

肝功能、肾功能

电解质

淋巴细胞亚群检测

病毒学检查：肝炎病毒、EBV、CMV、人类免疫缺陷病毒（HIV）、人类细小病毒 B19（HPV-B19）

自身抗体

血型、输血八项

凝血功能

血涂片

血清铁蛋白、叶酸和维生素 $B_{12}$

酸溶血试验

尿含铁血黄素试验

阵发性睡眠性血红蛋白尿症克隆检测

多部位骨髓穿刺涂片

骨髓活检

流式细胞仪免疫表型分析

骨髓细胞遗传学检查：常规核型分析、染色体荧光原位杂交、染色体断裂试验

先天性骨髓衰竭性疾病相关的基因（必要时）

所合并感染的病原学检查：咽拭子、血培养等

胸部、骨骼 X 线检查

心电图、心脏超声

腹部超声

## 长期医嘱

儿科护理常规

一级护理

床旁隔离

少渣饮食

抗生素 *

环孢素 2.5mg/（kg·次），p.o.，q.12h. #

## 备 注

1. *抗感染治疗　出现发热时，初始抗生素的使用应遵循"重锤出击"的原则，有细菌学依据后，依药敏试验情况再选择针对性的抗生素（"降阶梯"选择）。抗细菌治疗无效或最初有效而再次发热者

应给予抗真菌治疗。

### 2. #疗效标准

(1) 完全缓解(complete response,CR):中性粒细胞绝对值>$1.5×10^9$/L,血红蛋白>110g/L,血小板>$100×10^9$/L,脱离红细胞及血小板输注,并维持3个月以上。

(2) 部分缓解(partial response,PR):中性粒细胞绝对值>$0.5×10^9$/L,血红蛋白>80g/L,血小板>$20×10^9$/L,脱离红细胞及血小板输注,并维持3个月以上。

(3) 未缓解(no response,NR):未达到 PR 或 CR 标准。

## 第四节 遗传性球形红细胞增多症

### 【疾病概述】

遗传性球形红细胞增多症是红细胞膜先天缺陷所导致的溶血性贫血,多为常染色体显性遗传。红细胞膜和细胞骨架蛋白的异常损坏了维持红细胞正常寿命所必需的弹性变形性,细胞变为球形,导致红细胞在脾内破坏。

### 【治疗原则】

1. **支持治疗** 避免感染等诱因,重度溶血需水化、碱化,中重度溶血需补充叶酸。

2. **输血** 病情严重的患者需进行输血。

3. **脾切除** 依赖输血或存在贫血相关的严重

症状可行脾切除术。

## 【医嘱举例】

**现病史**：患儿女，5岁，主诉"反复皮肤黄染3年"。生后曾因黄疸行蓝光治疗，未换血。近3年反复皮肤黄染，常于上呼吸道感染后出现。

**查体**：生命体征平稳，贫血貌，皮肤、巩膜轻度黄染。双肺呼吸音清，心音有力，肝肋下2cm，脾Ⅰ线4cm，Ⅱ线5cm，Ⅲ线2cm。

**辅助检查**：血常规示，RBC $2.7 \times 10^{12}$/L，Hb 85g/L，网织红细胞8.5%。血涂片可见球形红细胞，占15%。

### 临时医嘱

血常规＋网织红细胞
尿常规
便常规＋潜血
肝功能、肾功能
电解质
血涂片
血清铁、铁蛋白、总铁结合力和转铁蛋白饱和度
血清维生素 $B_{12}$、叶酸
红细胞渗透试验
Coombs试验
基因检测（必要时）
腹部超声（注意胆石症）

### 长期医嘱

儿科护理常规
二级护理
普通饮食

叶酸片 5mg,p.o.,b.i.d.

备注

脾切除应在 6 岁以后进行,术前接受肺炎球菌、流感嗜血杆菌、脑膜炎球菌疫苗预防接种,术后应用抗生素预防感染。

## 第五节 自身免疫性溶血性贫血

【疾病概述】

自身免疫性溶血性贫血(autoimmune hemolytic anemia,AIHA)是由于机体免疫功能紊乱、产生自身抗体,导致红细胞破坏加速(溶血)超过骨髓代偿时发生的贫血。诊断标准:①血红蛋白水平达贫血标准。②检测到红细胞自身抗体。③至少符合以下 1 条,网织红细胞百分比>4% 或绝对值>$120 \times 10^9$/L;结合珠蛋白<100mg/L;总胆红素 ≥ 17.1μmol/L(以非结合胆红素升高为主)。

依据病因明确与否,分为继发性和原发性(特发性)两类,儿童以特发性 AIHA 居多。

依据自身抗体与红细胞结合所需的最适温度分为温抗体型、冷抗体型[(包括冷凝集素综合征(cold agglutinin syndrome,CAS)、阵发性冷性血红蛋白尿症(paroxysmal cold hemoglobinuria,PCH)]和混合型。

Evans 综合征是 AIHA 及免疫性血小板减少同时发生或先后发生的一种疾病,有时可伴有免疫性白细胞减少。多见于儿童。

## 【治疗原则】

**1. 病因治疗** 控制感染,去除病因,治疗原发病(如感染、肿瘤)。

**2. 输血治疗** ①严格掌握输血时机,输注洗涤红细胞。②交叉配血不完全相合时,选用反应最弱的输注。速度应缓慢,警惕输血反应。③输血前加用糖皮质激素减少输血反应。

**3. 一线治疗** 糖皮质激素为温抗体型 AIHA 的首选。

(1)轻中度贫血:泼尼松 1~1.5mg/(kg·d),口服,最大不超过 60mg/d,病情稳定缓慢减量,维持 3~6个月停药。4 周无效者更换其他方案。

(2)急性重型 AIHA:静脉输注氢化可的松 5~10mg/(kg·d),病情稳定后换口服激素,必要时可给予甲泼尼松龙冲击治疗。

**4. 二线治疗**

(1)利妥昔单抗:标准剂量方案 375mg/m²,静脉滴注,每周 1 次,应用 2~4 次;小剂量方案 100mg/次,每周 1 次,共 4 次。

(2)免疫抑制剂:环孢素 A、环磷酰胺、硫唑嘌呤等。

(3)脾切除:难治性温抗体型 AIHA。

**5. 其他**

(1)免疫球蛋白:1.0g/(kg·d)×(1~2)天,对于 Evans 综合征效果较好。

(2)血浆置换:可用作冷凝集素(IgM 介导)AIHA 患者的辅助治疗。

(3)靶向治疗:抗补体 C5 单克隆抗体、BTK 抑制剂。

## 【医嘱举例】

**现病史：**患儿男，12岁，主诉"尿色加深半月，加重伴头晕、面色苍白10天"。半月前因"上呼吸道感染"自服退热药，后出现浓茶色尿，有时近似浅酱油色。10天前加重，且伴头晕、乏力，面色苍白，无发热。

**查体：**生命体征平稳，贫血貌，面色、口唇苍白。浅淋巴结不大，巩膜轻度黄染。双肺呼吸音清，心音有力，律齐，腹软，肝脾肋下未及，全腹未及包块，无压痛及反跳痛。

**辅助检查：**血常规示，RBC $2.3 \times 10^{12}$/L，Hb 80g/L，网织红细胞12.5%，余（－）。血生化示，血总胆红素67.1μmol/L，间接胆红素47.6μmol/L，直接胆红素19.5μmol/L，ALT 56U/L，AST 41U/L，LDH 612U/L，肌酐45μmol/L。直接Coombs试验（＋）.

### 临时医嘱

血常规＋网织红细胞

尿常规

便常规＋潜血

肝功能、肾功能

电解质

血涂片红细胞形态

直接Coombs试验（DAT）、间接Coombs试验（IAT）

冷凝集素测定

冷热溶血试验

自身抗体：ANA、抗ds-DNA抗体、抗ENA抗体谱、ANCA、抗磷脂抗体

病毒学检查：肝炎病毒、EBV、CMV、HIV、HPV-B19

胸部 X 线检查

腹部超声

骨髓穿刺和活检（必要时，用于鉴别诊断）

| | |
|---|---|
| 5% 碳酸氢钠注射液 50ml | 120ml/h，i.v.gtt.， |
| 5% 葡萄糖注射液 500ml | 全天 4~5 次 |

## 长期医嘱

儿科护理常规

一级护理

普通饮食

泼尼松 1.5mg/kg，p.o.，q.d.

## 备 注

疗效标准：

1. **痊愈** 继发于感染者，在原发病治愈后，AIHA 也治愈。临床症状消失、无贫血、DAT 阴性。CAS 者冷凝集素效价正常。PCH 者冷热溶血试验阴性。

2. **完全缓解** 原发性及原发病尚不能治愈的继发性患者。临床症状消失、无贫血，血清胆红素水平正常。DAT 和 IAT 阴性。

3. **部分缓解** 临床症状基本消失，Hb>80g/L，网织红细胞百分比<4%，血清总胆红素<34.2μmol/L。DAT 阴性或仍然阳性但效价较前明显下降。

4. **无效** 仍然有不同程度的贫血和溶血症状，实验室检查未达到部分缓解的标准。

## 第六节　原发性免疫性血小板减少症

【疾病概述】

原发性免疫性血小板减少症(immune thrombocytopenia,ITP)是由多种免疫细胞和细胞因子介导引起血小板破坏过多和 / 或骨髓巨核细胞分化成熟障碍,导致血小板生成减少,从而出现皮肤、黏膜、脏器出血的疾病。常于感染或疫苗接种后数天或数周内起病,皮肤、黏膜出血是 ITP 最常见的临床表现,严重的内脏出血并不多见。80% 的病例在诊断后 12 个月内血小板计数可恢复正常。

【治疗原则】

1. **一般治疗**　少渣软食;适当限制活动,避免外伤;避免应用抗血小板药物。

2. **一线治疗**

(1)糖皮质激素

1)泼尼松:剂量 1.5~2mg/(kg·d),最大不超过 60mg/d,分次口服,血小板计数 $\geq 100 \times 10^9/L$ 后稳定 1~2 周,逐渐减量直至停药,一般疗程 4~6 周。糖皮质激素治疗 4 周无反应,应迅速减量至停用。应用时注意监测血压、血糖、胃肠道反应,防治感染。

2)大剂量地塞米松:0.6mg/(kg·d),最大不超过 40mg/d,连用 4 天,每 4 周 1 个疗程,酌情使用 4~6 个疗程,密切监测血压、血糖,同时使用胃黏膜保护剂。

(2)免疫球蛋白:静脉给药常用剂量为 0.8~1.0g/(kg·d)×(1~2)天或 400mg/(kg·d)×(3~5)天,必要时可重复。

3. **二线治疗**

(1)促血小板生成剂

1)重组人血小板生成素(TPO):剂量 300IU/(kg·d),皮下注射,血小板计数 ≥ $100 × 10^9$/L 时可考虑停药。应用 14 天血小板计数不升,可视为无效,可以考虑停药。

2)血小板生成素受体激动剂:艾曲波帕,空腹口服(餐前 1 小时及餐后 2 小时服用);如食物中富含多价阳离子建议餐前间隔至少 2 小时或餐后间隔至少 4 小时服用。剂量,年龄 1~5 岁或体重<27kg 的患儿,1.5mg/kg,每天 1 次;年龄 6~17 岁且体重 ≥ 27kg 的患儿,50mg/次,每天 1 次。根据血小板计数进行剂量调整,使血小板计数维持在 ≥ $50 × 10^9$/L。最大口服剂量不超过 75mg/d。

(2)利妥昔单抗:标准剂量方案 375mg/$m^2$,静脉滴注,每周 1 次,共 4 次;小剂量方案 100mg/次,每周 1 次,共 4 次。一般在首次注射 4~8 周内起效,使用半年内应注意获得性体液免疫功能低下。

(3)免疫抑制剂:疗效不肯定,毒副作用较多。

(4)脾切除术:应严格掌握适应证,①经正规治疗,仍有危及生命的严重出血或急需外科手术者;②病程>1 年,年龄>5 岁,且有反复严重出血,药物治疗无效或依赖大剂量糖皮质激素维持(>30mg/d);③病程>3 年,血小板计数持续<$30 × 10^9$/L,有活动性出血,年龄>10 岁,药物治疗无效者;④有使用糖皮质激素的禁忌证者。

4. **紧急治疗**　若发生危及生命的出血,积极输注血小板(对不存在威胁生命的出血患儿不要给予血小板输注治疗)。还可选用免疫球蛋白治疗和 / 或甲泼尼松龙 [ 10~30mg/ (kg·d), 最大剂量为 1.0g/d×3 天 ] 冲击治疗。

**【医嘱举例】**

**现病史**: 患儿女, 7 岁, 主诉"皮肤出血点 7 天"。无鼻衄、牙龈出血、血便, 体温正常, 既往体健。

**查体**: 颜面及颈部可见密集针尖大小的出血点, 不高出皮面, 压之不褪色, 腹软, 无压痛, 肝脾无肿大, 四肢关节无红肿。

**辅助检查**: 血常规示血小板计数 $7×10^9$/L, 余正常, 凝血功能正常。

**临时医嘱**

血常规
尿常规
便常规 + 潜血
肝功能、肾功能
电解质
凝血功能
血型、输血八项
抗血小板抗体
自身抗体(ANA、抗 ds-DNA 抗体、抗 ENA 抗体谱)
病原学检查:EBV、CMV、HPV-B19、Hp
胸部 X 线检查
Coombs 试验(必要时)
骨髓涂片(必要时)
心电图、心脏超声

腹部超声

### 长期医嘱

儿科护理常规
一级护理
少渣饮食
免疫球蛋白 1.0g/(kg·d),i.v.gtt.,q.d.×2d

### 备　注

疗效判断：

1. **完全反应**　治疗后 PLT ≥ 100×10⁹/L,且没有出血表现。

2. **有效**　治疗后 PLT ≥ 30×10⁹/L,而且至少比基础 PLT 增加 2 倍,且没有出血表现。

3. **激素依赖**　需要持续使用糖皮质激素,使 PLT ≥ 30×10⁹/L 或避免出血。

4. **无效**　治疗后 PLT<30×10⁹/L,或者 PLT 增加不到基础值的 2 倍,或者有出血表现。

# 第七节　血友病

## 【疾病概述】

血友病是一组遗传性出血性疾病,呈 X 染色体连锁隐性遗传。临床上主要分为血友病 A(凝血因子Ⅷ缺乏症)和血友病 B(凝血因子Ⅸ缺乏症)两型。临床表现为关节、肌肉、内脏和深部组织自发性或轻微外伤后出血难止,常在儿童期起病,反复关节出血导致患儿逐渐出现关节活动障碍而残疾。根据凝血因子活性水平,疾病程度分型如表 9-1。

表 9-1　血友病的临床分型

| 因子活性水平 | 临床分型 | 出血症状 |
|---|---|---|
| 5%~40% | 轻型 | 大的手术或外伤可致严重出血 |
| 1%~5% | 中型 | 小手术/外伤后可有严重出血,偶有自发出血 |
| <1% | 重型 | 肌肉或关节自发性出血 |

## 【治疗原则】

1. **急性出血时的治疗**　凝血因子替代治疗,早期、足量、足疗程。

2. **辅助治疗**

(1)PRICE 原则:制动、休息、冷敷、压迫、抬高。

(2)去氨基 -8-D- 精氨酸升压素(DDAVP):轻型血友病 A 患儿出血时可选,重型患儿无效。

(3)抗纤维蛋白溶解药物:氨甲环酸、6- 氨基己酸、氨甲苯酸等。

(4)止痛药。

3. **预防治疗**　重型血友病患儿预防出血和关节损伤,从而达到保留正常肌肉骨骼功能的最终治疗目标的标准治疗方法。

4. **血友病抑制物治疗**

(1)急性出血时的治疗:大剂量 FⅧ/FⅨ,旁路因子。

(2)抑制物的清除治疗:免疫耐受诱导治疗。

5. 长效凝血因子、非凝血因子类制剂、基因治疗。

## 【医嘱举例】

**现病史**：患儿男，1 岁，主诉"左膝关节肿痛1 天"。患儿于摔倒后出现左膝关节疼痛、肿胀。

**既往史**：磕碰后易出现瘀斑，肌内注射疫苗处易出现肿块。

**家族史**：患儿舅舅有类似病史。

**查体**：左膝关节肿胀、皮温升高、拒碰。

**辅助检查**：血常规正常，凝血功能示，活化部分凝血活酶时间（APTT）110 秒，凝血酶原时间（PT）、纤维蛋白原正常。正浆纠正试验，APTT 可纠正至正常。FⅧ：C<1%。

### 临时医嘱

血常规

凝血功能、正浆纠正试验

血型、输血八项

FⅧ：C、FⅨ：C、FⅪ：C、FⅫ：C、vWF：Ag

基因检测（必要时）

### 长期医嘱

儿科护理常规

二级护理

普通饮食

人凝血因子Ⅷ/ 重组凝血因子Ⅷ*

### 备　注

1. *替代治疗剂量

（1）输注 1IU/kg 的 FⅧ制剂，可使体内 FⅧ：C

提高 2%,FⅧ在体内的半衰期为 8~12 小时。FⅧ首次需要量(IU)=［需要达到的 FⅧ浓度(IU/dl)－病人基础 FⅧ浓度(IU/dl)］×体重(kg)×0.5；首剂用药后,依病情可每 8~12 小时输注首剂的一半剂量至完全止血。

（2）输注 1IU/kg 的 FⅨ制剂,可使体内 FⅨ:C 提高 1%,FⅨ在体内的半衰期为 18~24 小时。FⅨ首次需要量(IU)=［需要达到的 FⅨ浓度(IU/dl)－病人基础 FⅨ浓度(IU/dl)］×体重(kg)；首剂用药后,依病情可每 12~24 小时输注首剂的一半剂量至完全止血。

2. *预防治疗剂量

（1）标准剂量方案：每次凝血因子制品 25~40 IU/kg,血友病 A 患儿每周给药 3 次或隔日 1 次,血友病 B 患儿每周 2 次,理论上保持凝血因子谷浓度在>1% 水平。

（2）中剂量方案：每次 15~30IU/kg,血友病 A 患儿每周 3 次,血友病 B 患儿每周 2 次。

（3）小剂量方案：血友病 A 患儿每次 10IU/kg,每周给药 2 次或每 3 天 1 次,血友病 B 患儿每次 20 IU/kg,每周 1 次。

# 第八节　颅内生殖细胞肿瘤

## 【疾病概述】

原发性颅内生殖细胞肿瘤是一组少见的胚胎性肿瘤,按组织学类型分为生殖细胞瘤及非生殖细瘤性生殖细胞瘤肿瘤(包括畸胎瘤、内胚窦瘤、绒毛膜癌、胚胎性癌、混合性生殖细胞肿瘤),生殖细胞瘤是最常见的病理亚型。肿瘤常见于鞍上区和松果体区,临床表现视肿瘤体积大小、生长部位而异。松果体区:颅内压增高、性早熟,眼球垂直运动障碍(上视不能为主);鞍上:多饮、多尿,继之视力下降、视野缺损,性征发育障碍或退化;基底节区:对侧肢体轻偏瘫。

## 【治疗原则】

1. **手术明确病理类型**

2. **内分泌替代治疗**　去氨加压素、甲状腺激素、糖皮质激素。

3. **化疗**　顺铂 + 依托泊苷。

4. **放疗**　全脑、全脑室或全脑全脊髓放疗。

## 【医嘱举例】

**现病史**:患儿男,8 岁,主诉"多饮、多尿 1 年"。每日饮水量约 3 000ml,喜冷饮。小便 8~10 次 /d,尿量约 2 500ml,无多食、消瘦。

**查体**:皮肤稍干燥。禁水加压试验支持中枢性尿崩症。

**辅助检查**:垂体增强 MRI 显示鞍上区团块样异常信号,垂体柄增粗。神经内镜下活检病理为生殖细胞瘤。

**临时医嘱**

血常规、C 反应蛋白

尿常规

便常规 + 潜血

肝功能、肾功能

电解质

血、尿渗透压

血肿瘤标志物（甲胎蛋白、癌胚抗原、β- 人绒毛膜促性腺素）

腰椎穿刺（常规、生化、细胞学、肿瘤标志物）

垂体前叶功能（肾上腺激素、甲状腺激素、性腺激素、生长激素、胰岛素样生长因子 1）

垂体增强 MRI、颅脑增强 MRI、颈胸腰增强 MRI

胸部 CT

心电图、心脏超声

腹部超声

卵巢 / 睾丸超声

耳鼻喉科会诊听力测试

内分泌科会诊调整内分泌替代治疗

## 长期医嘱

儿科护理常规

一级护理

普通饮食

记 24 小时出入量

心电监护

西吡氯铵, 含漱, b.i.d.

高锰酸钾, 坐浴, q.d.

醋酸去氨加压素 / 甲状腺素 / 氢化可的松 *

水化碱化液, i.v., q.d. × 3 天

昂丹司琼 4mg, i.v., q.d.

顺铂 25mg/m$^2$, i.v., q.d. × 3 天 #

昂丹司琼 4mg, i.v., q.d.

依托泊苷 100mg/m$^2$, i.v.gtt., q.d. × 5 天

## 备 注

1. \*去氨加压素 化疗期间因水化液体量较大,易发生水、电解质紊乱,可适当减少去氨加压素剂量,根据尿量、血钠水平调整。

2. \*氢化可的松 存在继发性肾上腺皮质功能不全的患儿,化疗、感染等急性应激情况下应加用应激剂量,可增加氢化可的松剂量至 2~3 倍。化疗结束后,监测血压、血钠平稳,可逐渐减至原有治疗量。

3. #EP 方案 顺铂 $25mg/m^2$,第 1~3 天,依托泊苷 $100mg/m^2$,第 1~5 天,每 21 天 1 个疗程,根据患儿的病理类型及对化疗的反应,共 4~6 个疗程,每 2 个疗程系统评估 1 次病情。

4. 主要化疗副作用及防治

(1)消化道毒性:顺铂为高致吐风险药物,应使用 5-HT$_3$ 受体拮抗剂(如昂丹司琼)预防性止吐。呕吐剧烈者,可考虑 5-HT$_3$ 受体拮抗剂 + 地塞米松 + 阿瑞匹坦三联方案治疗。

(2)骨髓抑制:中性粒细胞减低一般在用药后 1 周左右出现,第 10 天左右达到最低点,化疗后出现粒细胞缺乏者可以化疗后 24 小时开始给予粒细胞集落刺激因子注射。注意个人卫生、漱口、坐浴,防治感染。血小板减低、贫血明显者可给予成分输血纠正。

(3)肾毒性:顺铂易引起肾功能损害,每疗程化疗前需检查肾功能,若肾小球滤过率明显降低,顺铂需适当减量。用药过程中需注意加强水化、碱化,促进药物排泄。用药后监测肾功能变化。

(4)肝毒性:每疗程化疗前需检查肝功能,肝功能异常者可给予还原型谷胱甘肽、多烯磷脂酰胆碱治疗,ALT 和 / 或 AST 达正常高限 10 倍或以上时可延缓化疗。

(5)神经毒性:依托泊苷易引起末梢神经炎,顺铂可引起听神经损伤,需定期监测听力。若确认无其他原因所致听力受损,铂类药物应适当减量,甚至暂时停用。待听力恢复,再考虑使用。

## 第九节 朗格汉斯细胞组织细胞增生症

### 【疾病概述】

朗格汉斯细胞组织细胞增生症(langerhans cell histiocytosis,LCH)是一组病因未明的组织细胞增生性疾病,其共同的组织学特点是朗格汉斯细胞增生、浸润,并伴有嗜酸细胞、单核巨噬细胞和淋巴细胞等不同程度的增生。免疫组化表现为 S-100、CD1a、Langerin 阳性;电镜下组织细胞胞质中含有"Birbeck 颗粒"是诊断 LCH 的金标准。病变可孤立性、多灶性存在于单个系统,也可累及多个系统(皮肤、骨骼、淋巴结、肺、肝、脾、血液系统、中枢神经系统)。一般年龄愈小,病情愈重。

### 【治疗原则】

1. **联合化疗** LCH- Ⅲ 方案(表 9-2),根据受累脏器及危险度选择化疗方案,分为单系统 LCH(Ⅲ组)、多系统低危型(Ⅱ组)和多系统高危型 LCH(Ⅰ组)。

2. **挽救性治疗**　克拉屈滨＋阿糖胞苷。

3. **骨髓移植和器官移植**

4. **靶向治疗**　BRAF 抑制剂,MEK 抑制剂。

## 【医嘱举例】

**现病史**:患儿女,4 岁,主诉"左侧突眼 1 年,多饮、多尿 3 个月"。无发热、咳嗽。

**查体**:全身无皮疹,左侧顶骨可触及骨质缺损,左眼眶及眼球突出。

**辅助检查**:禁水加压试验支持中枢性尿崩症。血常规、肝功能正常。垂体增强 MRI 显示垂体柄增粗。骨骼 X 线检查显示颅骨溶骨性破坏。眼眶病理示朗格汉斯细胞组织细胞增生症,CD1a、S-100(+)。

### 临时医嘱

血常规

尿常规

便常规＋潜血

肝功能、肾功能

电解质

血涂片

骨髓涂片、活检

受累器官活检(如皮肤、骨骼病理,需做免疫组化、电镜检查)

骨 X 线检查(颅骨、脊柱、骨盆和四肢)

骨扫描

骨 CT(必要时)

全身弥散加权成像(或 PET/CT)

垂体增强 MRI,垂体前叶功能

肺功能

胸部高分辨率 CT

腹部超声

心电图、心脏超声

### 长期医嘱

儿科护理常规

二级护理

普通饮食

记 24 小时出入量,q.d.

去氨加压素(个体化用药)

### 备 注

#### 1. 临床分型

(1)多器官高危险组 RO$^+$MS-LCH(Ⅰ组):病变累及 2 个或 2 个以上器官 + 危险器官受累。危险器官包括肝、脾、肺、血液系统。

(2)多器官低危险组 RO$^-$MS-LCH(Ⅱ组):病变累及 2 个或 2 个以上器官,无危险器官受累。

(3)单器官受累组 SS-LCH(Ⅲ组):单个器官或系统受累(单部位或多部位)。

#### 2. LCH-Ⅲ方案 见表 9-2。

表9-2 朗格汉斯细胞组织细胞增生症的常用化疗方案

| 分组 | 初始治疗疗程1：第1~6周 | 初始治疗疗程2：第7~12周 | 维持治疗：第13~52周 |
|---|---|---|---|
| I组 | PDN 40mg/(m²·d)，第1~4周，第5~6周减停；VDS 3mg/(m²·d)，每周的第1天静脉滴注*；MTX 500mg/(m²·d)，第1周、3周、5周的第1天静脉滴注 | PDN 40mg/(m²·d)，每周的第1~3天口服；VDS 3mg/(m²·d)，每周的第1天静脉滴注；MTX 500mg/(m²·d)，第7周、9周、11周的第1天静脉滴注 | PDN 40mg/(m²·d)，每3周的第1~5天口服；VDS 3mg/(m²·d)，每3周的第1天静脉滴注；MTX 20mg/m²，每周的第1天口服1次；6-MP 50mg/(m²·d)，每天口服； |
| II组 | PDN 40mg/(m²·d)，第1~4周，第5~6周减停；VDS 3mg/(m²·d)，每周的第1天静脉滴注 | PDN 40mg/(m²·d)，每周的第1~3天口服；VDS 3mg/(m²·d)，每周的第1天静脉滴注 | PDN 40mg/(m²·d)，每3周的第1~5天口服；VDS 3mg/(m²·d)，每3周的第1天静脉滴注 |
| III组 | PDN 40mg/(m²·d)，第1~4周，第5~6周减停；VDS 3mg/(m²·d)，每周的第1天静脉滴注 | PDN 40mg/(m²·d)，每周的第1~3天口服；VDS 3mg/(m²·d)，每周的第1天静脉滴注 | PDN 40mg/(m²·d)，每3周的第1~5天口服；VDS 3mg/(m²·d)，每3周的第1天静脉滴注*** |

注：PDN.泼尼松；VDS.长春地辛；MTX.甲氨蝶呤；6-MP.6巯嘌呤；*或长春花碱6mg/(m²·d)；** III组维持治疗期为26周。

# 第十章 神经系统疾病

## 第一节 吉兰-巴雷综合征

### 【疾病概述】

吉兰-巴雷综合征又称急性炎症性脱髓鞘性多发性神经病,以肢体对称性迟缓性瘫痪为主要特征。多数病程自限,但有重症患者死于呼吸肌麻痹。该病为感染、疫苗、肿瘤、其他自身免疫病等诱因导致的急性免疫性周围神经病。

临床表现:①运动障碍,四肢尤其是双下肢对称性迟缓性瘫痪,严重者可以累及呼吸肌。②感觉障碍,神经根痛、皮肤感觉过敏。③自主神经功能障碍,多汗、便秘、尿潴留、血压升高、心律失常。该病80%以上患儿脑脊液可出现"蛋白-细胞分离"现象。

### 【治疗原则】

1. **支持治疗** 保持呼吸道通畅,保证水电解质平衡及能量供应,康复训练防止肌肉萎缩。

2. **呼吸肌麻痹** 及时气管插管或气管切开,呼吸机辅助呼吸。

3. **免疫治疗**　免疫球蛋白(每日 0.4g/kg,连用 5 天),血浆置换,肾上腺皮质激素。

## 【医嘱举例】

**现病史**:患儿男,6 岁,主诉"进行性四肢无力 1 周"。无呼吸困难,无吞咽困难,无晨轻暮重,无发热,无腹泻。

**查体**:体重 25kg,神志清楚,双下肢肌力Ⅱ级,双上肢肌力Ⅲ级,肌张力减低,肱二头肌反射正常引出,膝反射、跟腱反射未引出,肌肉无触痛,深、浅感觉未见异常,病理征阴性。

**辅助检查**:肌电图提示周围神经脱髓鞘和传导阻滞。

**诊断**:吉兰 - 巴雷综合征。

### 临时医嘱

血常规
尿常规、便常规
肝功能、肾功能
肌酶
血沉
ANA、抗 ds-DNA 抗体
巨细胞病毒抗体
心电图
腰椎穿刺*
脑脊液常规、生化

### 长期医嘱

一级护理
血压、心率监测,q.8h.

人免疫球蛋白 10g,i.v.gtt.,q.d.

康复训练,q.d.

### 备 注

\*吉兰-巴雷综合征患儿脑脊液出现典型的"蛋白-细胞分离"现象,多在起病 1 周以后出现,3 周达高峰。

# 第二节　重症肌无力

## 【疾病概述】

重症肌无力是一种抗体介导的自身免疫性疾病,累及神经肌肉接头的突触后膜。临床以骨骼肌运动中易疲劳,休息或使用乙酰胆碱酯酶抑制剂后症状减轻为特征。眼肌型是最常见的类型,表现为一侧或双侧眼睑下垂,晨轻暮重,可伴有眼外肌运动障碍。脑干型由咽喉肌群受累所致,表现为吞咽或构音困难,声音嘶哑。全身型表现为四肢无力,甚至累及呼吸肌。

## 【治疗原则】

1. **对症治疗**　抗胆碱酯酶药,如溴吡斯的明,1mg/(kg·次),最大不超过 60mg,每日 3~4 次口服。

2. **长期免疫调节治疗**　糖皮质激素及其他免疫抑制剂。

3. **快速免疫调节治疗**　血浆置换或静脉用免疫球蛋白。

4. **外科治疗** 胸腺切除术。

## 【医嘱举例】

**现病史:**患儿女,7岁。主诉"右眼睑下垂3周"。无肢体无力及呼吸困难。

**查体:**体重25kg,右眼睑下垂,右侧眼裂4mm,左侧眼裂9mm,眼球各方向活动正常,双侧瞳孔等大等圆,对光反射灵敏,其他脑神经检查正常,四肢肌力Ⅴ级,肌张力正常,肌肉无萎缩,腱反射正常引出,深、浅感觉未见异常,病理征阴性。疲劳试验阳性。

### 临时医嘱

血常规
尿常规、便常规
肝功能、肾功能
新斯的明试验(新斯的明0.6mg,肌内注射)[*]
乙酰胆碱受体抗体
甲状腺功能
自身抗体(ANA、抗ENA抗体)
胸部CT
肌电图(重复低频电刺激)

### 长期医嘱

一级护理
血压、心率监测,q.d.
溴吡斯的明25mg,p.o.,q.8h.[#]

### 备 注

1. [*] **新斯的明试验** 0.04mg/(kg·次),最大不超过1mg,肌内注射。用药15~40分钟观察肌力变化,注意可能出现毒蕈碱样不良反应,可用阿托品对抗。

2. #溴吡斯的明 0.5~1mg/(kg·次),3~4 次 /d,最大量每次不超过 60mg,副作用有腹痛、腹泻、出汗、恶心、呕吐等,严重者可产生胆碱能危象。

# 第三节 病毒性脑炎

## 【疾病概述】

病毒性脑炎是儿童常见的急性重症神经系统感染,是儿童神经系统感染和死亡的主要原因之一。病原包括单纯疱疹病毒、肠道病毒及巨细胞病毒等。其临床表现多样而复杂,缺乏特异性的症状与体征,常有漏诊、误诊,以至于危重病例预后险恶。目前病毒性脑炎的临床诊断主要靠脑损伤有关的症状、脑膜刺激征等阳性体征,脑脊液常规和生化异常,脑组织和脑脊液病毒学检测阳性是诊断的金标准。

## 【治疗原则】

1. **对症支持治疗** 监护,维持水、电解质平衡,适当补充营养,控制高热,镇静 / 止惊,控制高颅压 /脑水肿,呼吸道及心血管的监护及支持。

(1)脑水肿、颅高压的治疗:20% 甘露醇 0.5~1.0g/(kg·次),静脉注射(15 分钟以上),每 4~6 小时重复 1 次,使用时需要监测 24 小时出入量、电解质、肾功能;可以联合利尿剂治疗。

(2)对症退热:布洛芬 5~10mg/kg 口服,对乙酰氨基酚 10~15mg/kg 口服。

（3）镇静止惊：地西泮 0.2~0.5mg/kg 静脉注射，咪达唑仑 0.1~0.3mg/kg 肌内注射或静脉推注，10% 水合氯醛 0.5ml/kg 灌肠用，苯巴比妥钠 10mg/kg 肌内注射。

（4）糖皮质激素选择的时机：目前糖皮质激素对于绝大多数脑炎的治疗效果存在争议，尚无统一的结论，有研究指出糖皮质激素可减轻炎症反应。

**2. 抗病毒药物治疗**　虽然大部分病毒并无特效的抗病毒药物，但对于单纯疱疹病毒（herpes simplex virus，HSV）、水痘 - 带状疱疹病毒（varicella-zoster virus，VZV）感染均应使用阿昔洛韦。由于 HSV 脑炎是最常见的重症病毒性脑炎，而且有肯定疗效的治疗药物，因此对于病原不明的病毒性脑炎或疑似 HSV 导致的脑炎，在病原学检查没有明确结果的情况下，均应先使用阿昔洛韦治疗。CMV、人类疱疹病毒 6 型感染可选用更昔洛韦。流感病毒感染可应用奥司他韦。

（1）阿昔洛韦：10mg/（kg·次），最大量 800mg/次，i.v.gtt.，q.8h.，持续 14~21 天。

（2）更昔洛韦：5mg/（kg·次），i.v.gtt.，q.12h.，以后的维持期根据治疗反应、耐受性等个体化调整。

## 【医嘱举例】

**现病史**：患儿男，5 岁，主诉"发热 5 天，头痛伴呕吐 2 天，抽搐 1 次"。

**查体**：体温 38.3℃，脉搏 102 次 /min，呼吸 26 次 /min，血压 98/55mmHg，体重 20kg。神志萎靡，对答切题，无皮疹、瘀斑及瘀点，浅表淋巴结未触及肿大，咽充血，双侧扁桃体Ⅰ度肿大，无脓性分泌物，呼吸平稳，心、肺、腹部查体未见异常。颈抵抗（±），双瞳孔等大等圆，对光反射存在，四肢肌力、肌张力大致正常,双侧膝反射、跟腱反射可引出,踝阵挛(+),双侧 Babinski 征(+),Brudzinski 征、Kernig 征(-)。

　　**辅助检查:** 脑脊液 HSV 抗体(+)。

### 临时医嘱

　　血常规

　　尿常规、便常规

　　肝功能、肾功能

　　心肌酶谱

　　降钙素原

　　血培养

　　支原体、结核抗体、T-SPOT.TB、病毒抗体(EBV、HSV、CMV、柯萨奇病毒及埃可病毒)等

　　血气分析

　　电解质、血糖、血氨、乳酸

　　免疫球蛋白

　　淋巴细胞亚群

　　腰椎穿刺(脑脊液常规、生化、细菌涂片及培养、抗酸染色、墨汁染色、相关病毒抗体、病毒分子检查、自身免疫性脑炎相关抗体)

　　脑电图

　　颅脑 MRI

　　布洛芬混悬液 200mg,p.o.,p.r.n.(发热时)

### 长期医嘱

　　脑炎护理常规

　　一级护理,q.d.

　　病重

　　血压、心率监测,q.d.

　　记 24 小时出入量

吸氧,q.1h.

20% 甘露醇溶液 10g,i.v.gtt.,q.4h.~q.6h.

阿昔洛韦 200mg,i.v.gtt.,q.8h.,持续 14~21 天

### 备　注

重症脑炎识别及脑炎鉴别诊断:

**1. 重症脑炎的识别**　部分患儿病情进展迅速,可在病初的 3~5 天很快进展为昏迷,甚至出现严重脑水肿引起脑疝而危及生命,因此对于脑炎急性期,应进行及时、反复评估,尤其是对于意识状态及脑神经受累的检查和评价。

**2. 尽可能迅速地进行脑炎病因学鉴别诊断**　包括:①其他病原引起的中枢神经系统感染,如细菌、真菌、结核分枝杆菌等,脑脊液常规检查可较早做出初步判断,病原学检测明确可能的病原。②自身抗体相关免疫性脑炎,如抗 N- 甲基 -D- 天冬氨酸受体(NMDAR)脑炎、抗髓鞘少突胶质细胞糖蛋白抗体相关脑病等。③其他原因脑病,如代谢性脑病、中毒性脑病等。部分代谢性疾病在感染情况下可出现意识障碍等中枢神经系统受累表现,如高氨血症、甲基丙二酸血症、线粒体脑肌病和糖尿病酮症酸中毒等,易导致误判。

## 第四节　化脓性脑膜炎

## 【疾病概述】

化脓性脑膜炎是儿童常见的神经系统感染之

一,是由化脓性细菌引起的中枢神经系统感染性疾病,多发于1岁前。随着抗生素为主的综合治疗措施的临床应用,其预后已大为改观,但仍有较高的死亡率,约1/3可遗留后遗症。不同年龄化脓性脑膜炎的病原菌有所不同,新生儿化脓性脑膜炎常见病原菌为B族链球菌、肠杆菌或葡萄球菌;婴幼儿化脓性脑膜炎常见病原菌为b型流感嗜血杆菌、肺炎链球菌等;年长儿常见为肺炎链球菌和脑膜炎球菌感染。

## 【治疗原则】

1. **抗菌药物的使用** 疑似细菌性脑膜炎时,建议入院后1小时内静脉应用足剂量、易透过血脑屏障、具有杀菌作用的抗菌药物。特别强调及时完成血和脑脊液培养;如果有任何原因使腰椎穿刺延迟,包括影像学检查,即使尚未明确诊断,在行血培养后,对疑似患儿也应立即开始经验性抗菌药物治疗。

2. **抗菌药物的选择**(表10-1) 考虑到我国肺炎链球菌常见,该菌脑膜炎型的青霉素和头孢菌素药敏折点高,脑膜炎型菌株对青霉素和第三代头孢菌素的耐药率高,建议将第三代头孢菌素加万古霉素作为初始经验治疗方案。对头孢菌素过敏的患儿,经验性治疗阶段需兼顾其他细菌,可选用美罗培南替代治疗。待脑脊液或血培养结果回报,根据药敏试验调整用药。

表 10-1 细菌性脑膜炎常见药物推荐剂量

| | 单次剂量 | 用法 |
|---|---|---|
| 头孢曲松 | 50mg/kg,单次最大剂量2g | q.12h. 或 100mg/kg,q.d. |

续表

| | 单次剂量 | 用法 |
|---|---|---|
| 头孢噻肟 | 75mg/kg,单次最大剂量 3g | q.6h. |
| 万古霉素 | 15mg/kg | q.6h. |
| 青霉素 G | 5 万 ~10 万 U/(kg·d),单次最大 400 万 U | q.4h.~q.6h.,全天总量 30 万~40 万 U/kg,不超过 2 400 万 U |
| 氨苄西林 | 50~100mg/kg | q.6h.~q.12h.,全天最大量 300mg/kg |
| 美罗培南 | 40mg/kg,单次最大 2g | q.8h. |
| 阿米卡星 | 5~7.5mg/kg | q.8h.~q.12h.,全天最大 15mg/kg,总量 1.5g |
| 利奈唑胺 | 10mg/kg,≥12 岁者 600mg | q.8h.,≥12 岁者 q.12h. |

3. **对症治疗** 监护,维持水、电解质平衡,适当补充营养,控制高热,镇静/止惊,控制高颅压/脑水肿,呼吸道及心血管的监护及支持。

(1)脑水肿、高颅压的治疗:治疗目标是维持颅内压<20mmHg(1mmHg= 0.133kPa)的同时保证脑灌注压为 50~60mmHg。20% 甘露醇溶液 0.5~1.0g/(kg·次),静脉注射(15 分钟以上),每 4~6 小时重复1 次,使用时需要监测 24 小时出入量、电解质、肾功能;可以联合利尿剂治疗。

(2)对症退热:布洛芬 5~10mg/kg 口服,q.4h.~q.6h.(发热时);对乙酰氨基酚 10~15mg/kg 口服,q.4h.~q.6h.(发热时)。

(3)镇静止惊:地西泮 0.2~0.5mg/kg,静脉注射,

10% 水合氯醛 0.5ml/kg 灌肠用,苯巴比妥钠 10mg/kg,肌内注射。

**4. 糖皮质激素** 可降低血管通透性,减轻脑水肿及颅高压,对 b 型流感嗜血杆菌脑膜炎有肯定的疗效,对儿童肺炎链球菌脑膜炎可能有效,由其他病原菌引起的脑膜炎、抗菌药物治疗后的脑膜炎、耐 β-内酰胺酶类抗菌药物的肺炎链球菌导致的细菌性脑膜炎及小于 6 周的患儿均不推荐常规使用糖皮质激素。伴有液体复苏失败的感染性休克的脑膜炎,推荐使用。常用地塞米松 $0.6mg/(kg \cdot d)$,分 4 次静脉注射,2~4 天,应在抗菌治疗开始前或同时使用,在开始抗菌治疗后 4 小时内仍可应用。

## 【医嘱举例】

**现病史**:患儿男,1 岁,主诉"发热、咳嗽 4 天,加重伴嗜睡 1 天,抽搐 1 次"。

**查体**:体温 39.2℃,脉搏 122 次/min,呼吸 42 次/min,体重 10kg。嗜睡,反应差,刺激下有哭声,呼吸稍促,全身未见明显瘀点、瘀斑,浅表淋巴结未触及肿大。前囟平软,张力稍高,咽充血,双侧扁桃体 Ⅰ 度肿大,无脓性分泌物,双肺底可闻及少许湿啰音,心音有力,未闻及明确杂音,腹软,肝肋下 2cm,脾未及,肠鸣音正常。双瞳孔等大等圆,对光反射稍迟钝。腹壁反射、双侧膝反射可引出。颈强直(+),双侧 Kernig 征(+)、双侧 Babinski 征(+),四肢肌力、肌张力大致正常。

**辅助检查**:血常规示,WBC $18 \times 10^9/L$,N% 90%,Hb 112g/L,PLT $289 \times 10^9/L$;CRP 81mg/L。脑脊液常规示,细胞总数 $565 \times 10^6/L$,WBC $423 \times 10^6/L$,多核细胞 79%;脑脊液生化示,蛋白 0.84g/L,糖 1.98mmol/L,

氯化物 119.9mmol/L。

## 临时医嘱

尿常规、便常规

肝功能、肾功能

心肌酶谱

血培养

降钙素原

PPD 试验

血气分析、电解质

免疫球蛋白

淋巴细胞亚群

腰椎穿刺(脑脊液常规、生化、细菌涂片及培养、抗酸染色、墨汁染色、相关病毒抗体)

胸部 X 线检查

腹部超声

脑电图

颅脑影像学检查

布洛芬混悬液 50mg,p.o.,p.r.n.(发热时)

## 长期医嘱

脑炎护理常规

一级护理

病重

血压、心率监测,q.d.

记 24 小时出入量

吸氧,q.1h.

20% 的甘露醇溶液 5g,i.v.gtt.,q.6h.

头孢曲松 0.5g

0.9% 氯化钠注射液 50ml ⎤ i.v.gtt.,q.12h.

万古霉素 150mg
5% 葡萄糖注射液 100ml     i.v.gtt.,q.6h.

地西泮 2mg,i.v.,p.r.n.

## 备 注

**1. 并发症的治疗** 细菌性脑膜炎并发症发生率高,包括硬膜下积液或积脓、听力障碍、脑积水、脑血管病变、抗利尿激素分泌失调综合征、脑室管膜炎和静脉窦血栓形成等。

(1)硬膜下积液、积脓、积血:头颅 CT 或 MRI 检查可协助诊断。大多数硬膜下积液可以自行吸收,无须特殊处理,不建议经前囟穿刺放液或局部给药治疗;但硬膜下积液量多,或者为积脓、积血改变时,往往难以吸收,需神经外科评估是否需要手术干预。

(2)脑积水:对于交通性脑积水患儿,可考虑重复腰椎穿刺放液治疗,对于大多数梗阻性脑积水患儿,需请神经外科评估是否需要进行脑室腹腔、脑室心房分流手术或者脑室镜下第三脑室底造瘘术。在颅内压过高有脑疝风险,或者生命体征不稳定不能耐受分流手术时,侧脑室外引流可快速、有效改善症状。

(3)脑室管膜炎:确诊脑室管膜炎后,抗菌药物疗程需延长至 6~8 周,必要时侧脑室穿刺引流可用于缓解症状。

(4)抗利尿激素分泌失调综合征:建议适当限制液体摄入,但液体限制应以避免低血容量和低渗透压血症为前提,出现低钠血症时应酌情补充钠盐。需严密监测血电解质水平、24 小时出入量、尿比重、尿渗透压改变。

**2. 抗生素停药指征** 按标准疗程完成治疗并

满足以下条件可停用抗菌药物：症状和体征消失、体温正常 1 周以上，脑脊液压力正常，细胞数低于 20 个且均为单个核细胞，蛋白和糖正常，脑脊液培养阴性，没有神经系统并发症。建议无并发症患者，如临床及其他实验室指标均达到停药指征，脑脊液蛋白仍高（常见于肺炎链球菌感染）但含量低于 1g/L 和 / 或脑脊液糖仍低（常见于革兰氏阴性菌如大肠埃希菌感染）但含量高于 2.0mmol/L，可停药观察。

# 第五节　癫　痫

## 【疾病概述】

癫痫是一种由多种病因引起的脑部疾病，以脑神经元过度放电导致反复性、发作性和短暂性的中枢神经系统功能失常为特征。临床出现 2 次（间隔至少 24 小时）非诱发性癫痫发作时可诊断。癫痫综合征是一组由特定的临床表现和脑电图改变组成的癫痫疾患（即电临床综合征）。

## 【治疗原则】

癫痫的基本处理包括：

1. **明确诊断**　诊断分为 5 步：①确定发作是否为癫痫发作。②确定发作类型。③确定癫痫综合征的类型。④确定病因。⑤确定是否残障和有无共患病。

2. **选择合理的治疗方案**　充分考虑癫痫（病

因、发作类型、综合征分类等)的特点、共患病情况,
进行有原则的个体化综合征治疗。口服抗癫痫药物
是大部分癫痫患儿的主要治疗方法,药物治疗原则
应根据癫痫发作类型和癫痫综合征分类而规范选
用合适药物(表 10-2~ 表 10-4)。初始选药治疗至关
重要,应兼顾疗效和安全性,以提高长期治疗保留
率。尽可能单药治疗,仅在单药治疗没有达到无发
作时才推荐联合治疗。通常持续无发作 2 年以上
方可考虑减停药物,但需要综合考虑患儿的癫痫类
型、病因等。其他治疗方法包括外科治疗、生酮饮
食等。

表 10-2 新诊断全面性癫痫发作的初始单药治疗

| 类型 | 首选药物 | 一线药物 | 二线药物 | 不推荐药物 |
|---|---|---|---|---|
| 强直阵挛发作 | VPA | VPA、LEV、LTG | TPM、OXC、PB、ZNS、CBZ、CZP、PHT、NZP | VGB、ESM |
| 强直发作 | VPA | VPA、LEV、LTG | TPM、ZNS、PB、CZP、NZP | OXC、PHT、CBZ、VGB、ESM |
| 阵挛发作 | VPA | VPA、LEV | TPM、LTG、ZNS、PB、CZP、OXC、NZP | PHT、CBZ、VGB、ESM |
| 肌阵挛发作 | VPA | VPA、LEV、TPM | CZP、NZP、LTG、ZNS | PB、ESM、PHT、VGB、OXC、CBZ |

续表

| 类型 | 首选药物 | 一线药物 | 二线药物 | 不推荐药物 |
|---|---|---|---|---|
| 失张力发作 | VPA | VPA | TPM、LEV、LTG、CZP、NZP、ZNS | PB、PHT、VGB、ESM、CBZ、OXC |
| 失神发作 | VPA ESM | VPA、ESM、LTG | CZP、LEV、TPM、NZP | ZNS、PB、PHT、VGB、CBZ、OXC |

注:VPA. 丙戊酸;LEV. 左乙拉西坦;LTG. 拉莫三嗪;TPM. 托吡酯;OXC. 奥卡西平;PB. 苯巴比妥;ZNS. 唑尼沙胺;CBZ. 卡马西平;CZP. 氯硝西泮;PHT. 苯妥英;NZP. 硝西泮;VGB. 氨己烯酸;ESM. 乙琥胺。

表 10-3　新诊断局灶性和特殊发作类型癫痫儿童的
初始单药治疗选择

| 类型 | 首选药物 | 一线药物 | 二线药物 | 不推荐药物 |
|---|---|---|---|---|
| 局灶性发作 | OXC、CBZ | OXC、CBZ、LEV、VPA、LTG | TPM、ZNS、PB、PHT | CZP、VGB、NZP、ESM |
| 局灶性继发性全面性发作 | OXC、CBZ | OXC、CBZ、VPA、LEV、LTG | TPM、ZNS、PB、PHT、CZP、NZP、VGB | ESM |
| 癫痫性痉挛 | VPA | VPA、TPM、VGB | CZP、LEV、NZP、LTG、ZNS | PB、PHT、OXC、CBZ、ESM |
| 多种类型发作 | VPA | VPA、TPM、LEV | LTG、CZP、ZNS、NZP、PB | OXC、CBZ、VGB、PHT、ESM |

续表

| 类型 | 首选药物 | 一线药物 | 二线药物 | 不推荐药物 |
|---|---|---|---|---|
| 难以分型发作 | VPA | VPA、LEV、TPM | LTG、CZP、PB、ZNS、NZP、OXC | CBZ、VGB、PHT、ESM |

注:VPA. 丙戊酸;LEV. 左乙拉西坦;LTG. 拉莫三嗪;TPM. 托吡酯;OXC. 奥卡西平;PB. 苯巴比妥;ZNS. 唑尼沙胺;CBZ. 卡马西平;CZP. 氯硝西泮;PHT. 苯妥英;NZP. 硝西泮;VGB. 氨己烯酸;ESM. 乙琥胺。

**表 10-4 新诊断常见儿童癫痫综合征的初始单药治疗选择**

| 癫痫综合征 | 首选药物 | 一线药物 | 二线药物 | 不推荐药物 |
|---|---|---|---|---|
| 儿童失神癫痫 | VPA、ESM | VPA、ESM、LTG | LEV、CZP、TPM | ZNS、NZP、PB、VGB、PHT、ACTH、泼尼松、OXC、CBZ |
| 伴中央颞区棘波的良性癫痫 | OXC | OXC、LEV、VPA、CBZ | LTG、TPM、ZNS、PB、CZP | NZP、PHT、VGB、ACTH、泼尼松、ESM |
| 大田原综合征 | | VPA、TPM | LEV、CZP、ACTH、NZP、泼尼松、ZNS、PB、LTG | VGB、OXC、CBZ、PHT、ESM |
| 婴儿痉挛症 | ACTH | ACTH、TPM、泼尼松、VGB、VPA | CZP、LEV、NZP、LTG、ZNS | PB、PHT、OXC、CBZ、ESM |

续表

| 癫痫综合征 | 首选药物 | 一线药物 | 二线药物 | 不推荐药物 |
|---|---|---|---|---|
| 结节性硬化伴婴儿痉挛 | VGB ACTH | VGB、ACTH、TPM、VPA | 泼尼松、CZP、LEV、NZP、ZNS、LTG | PB、PHT、OXC CBZ、ESM |
| Dravet综合征 | | VPA、LEV、TPM | CZP、NZP、ZNS | PB、泼尼松、ACTH、VGB、OXC、ESM、CBZ、PHT、LTG |
| Lennox-Gastaut综合征 | VPA | VPA、TPM、LEV | LTG、CZP、NZP、ZNS | PB、VGB、OXC、泼尼松、ACTH、PHT、CBZ、ESM |
| Doose综合征 | VPA | VPA | TPM、LEV、LTG、CZP、NZP、ZNS、ACTH、泼尼松 | PB、ESM、VGB、PHT、OXC |
| Landau-Heffner综合征 | VPA | VPA、LEV、泼尼松 | ACTH、CZP、TPM、LTG、NZP | ZNS、OXC、PB、VGB、CBZ、ESM、PHT |
| 伴慢波睡眠期持续棘慢波的癫痫性脑病 | VPA | VPA、LEV | TPM、CZP、泼尼松、LTG、ACTH、NZP、ZNS | PB、OXC、VGB、PHT、ESM、CBZ |

续表

| 癫痫综合征 | 首选药物 | 一线药物 | 二线药物 | 不推荐药物 |
|---|---|---|---|---|
| 青少年肌阵挛癫痫 | VPA | VPA、LEV | TPM、CZP、LTG、NZP、ZNS | PB、ESM、PHT、ACTH、泼尼松、VGB、OXC |

注:VPA. 丙戊酸;LEV. 左乙拉西坦;LTG. 拉莫三嗪;TPM. 托吡酯;OXC. 奥卡西平;PB. 苯巴比妥;ZNS. 唑尼沙胺;CBZ. 卡马西平;CZP. 氯硝西泮;PHT. 苯妥英;NZP. 硝西泮;VGB. 氨己烯酸;ESM. 乙琥胺;ACTH. 促肾上腺皮质激素。一线、二线药物所列的药物排序,其选择强度依次递减。

### 3. 恰当的长期治疗

### 4. 保持健康的生活方式
避免过度劳累、睡眠不足、暴饮暴食等,尽量去除发作诱因。

## 【医嘱举例】

**现病史**:患儿男,8 岁,主诉"间断发作性抽搐半年,加重 2 天"。患儿于半年前无明显诱因在写作业时出现抽搐,表现为双目向左凝视,左侧肢体强直抖动,约 2 分钟后呈四肢抽动,口吐白沫,牙关紧闭,意识不清,无二便失禁,持续约 5 分钟后可自行缓解,发作后全身乏力,嗜睡,睡醒后(约 1~2 小时)完全恢复正常。完善 2 次脑电图,未提示异常。入院前 2 天,患儿受凉后出现发热、流涕。体温最高 38.2℃,并伴有 3 次抽搐发作,表现同前,持续 2~3 分钟不等。病程中无呕吐、腹泻。家族史无特殊。患儿发病以来,精神、食欲尚可,大小便正常,睡眠可。无智力及运动倒退现象。

**个人史**:患儿为 $G_1P_1$,足月顺产,出生体重

3.9kg,产时有窒息,1 分钟 Apgar 评分 5 分,5 分钟 7 分,头颅 CT 提示缺氧缺血性脑病,否认病理性黄疸病史。2 个月会抬头,4 个月会翻身,7 个月独坐,目前小学二年级,成绩良好。父母非近亲结婚,家族中无抽搐或癫痫病史。

**查体:** 体温 37.6 ℃,呼吸 21 次 /min,脉搏 80 次 /min,血压 100/70mmHg,体重 28kg,神志清楚,精神可,心、肺、腹部查体未见异常。咽充血,双侧扁桃体 Ⅱ 度肿大,未见分泌物。神经系统查体示,脑神经查体未见明显异常,肌力 Ⅴ 级,肌张力正常,双侧腱反射亢进,颈抵抗(-),双侧 Brudzinski 征、Babinski 征均(-)。

**辅助检查:** 短程脑电图提示睡眠期可见右侧额区 1.5~3.5Hz 棘慢波,并向全脑扩散。

### 临时医嘱

血常规
尿常规、便常规
肝功能、肾功能
乳酸、血氨
长程视频脑电图
颅脑 MRI

### 长期医嘱

丙戊酸 0.15g,p.o.,q.12h.,逐渐加量至 0.35g,p.o.,q.12h.

### 备 注

常用抗癫痫药物剂量(表 10-5)及拉莫三嗪加量方案(表 10-6)如下。

表 10-5 常用抗癫痫药物剂量

| 药物名（缩写） | 起始剂量 | 增加剂量 | 维持剂量 | 注意事项 |
|---|---|---|---|---|
| 卡马西平（CBZ） | 5mg/（kg·d），分 2 次 | 5 天加量 5mg/（kg·d） | 10~20mg/（kg·d） | ①肝药酶诱导剂；②不良反应：过敏，传导阻滞，低钠血症；③禁忌证：肌阵挛，失神发作，失张力发作，婴儿严重肌阵挛癫痫 |
| 拉莫三嗪（LTG） | 见表 10-6 | | | ①不良反应：皮疹，Stevens-Johnson 综合征，与加量速度，合用 VPA，年龄小有关；②加重婴儿严重肌阵挛癫痫发作 |
| 奥卡西平（OXC） | 10mg/（kg·d），分 2 次 | 每周增加 10mg/（kg·d） | 20~30mg/（kg·d），最大剂量 46mg/kg（片剂），60mg/kg（混悬液） | 与卡马西平类似 |
| 唑尼沙胺（ZNS） | 2~4mg/（kg·d），分 2 次 | 每周增加 2~4mg/（kg·d） | 4~8mg/（kg·d） | 不良反应：少汗，代谢性酸中毒 |

续表

| 药物名（缩写） | 起始剂量 | 增加剂量 | 维持剂量 | 注意事项 |
|---|---|---|---|---|
| 氯硝西泮（CZP） | 0.01~0.03mg/（kg·d），分 2 次 | 3~5 天可加量 0.01~0.02mg/（kg·d） | 0.1~0.2mg/（kg.d） | 不良反应：镇静，嗜睡，肌力减退，行走不稳，呼吸道分泌物多 |
| 硝西泮（NZP） | 0.1mg/（kg·d），分 2 次 | 3~5 天加量 0.1mg/（kg·d） | 0.3~0.5mg/（kg·d） | 1mg 氯硝西泮＝10mg 硝西泮 |
| 苯巴比妥（PB） | | | 3~5mg/（kg·d），分 2 次 | 不良反应：嗜睡、认识影响 |
| 氨己烯酸（VGB） | 20mg/（kg·d），分 2 次 | 1~2 周加量 20mg/（kg·d） | 80~100mg/（kg·d），最大 150mg/（kg·d）；婴儿痉挛症起始 100mg/（kg·d），3 天加量 25~50mg/（kg·d）至最大量 150mg/（kg·d） | 副作用：不可逆视野缺损 |

续表

| 药物名（缩写） | 起始剂量 | 增加剂量 | 维持剂量 | 注意事项 |
|---|---|---|---|---|
| 丙戊酸钠（VPA） | 10~15mg/（kg·d），分2次 | 逐渐增加 | 20~30mg/（kg·d），最大量40mg/（kg·d） | ①肝功能异常、遗传代谢病者需慎用；②尿素循环障碍者禁用；③肥胖、青春期女孩不建议使用 |
| 托吡酯（TPM） | 1mg/（kg·d），分2次 | 每周加量1mg/（kg·d） | 5~9mg/（kg·d） | 不良反应：认知受损，体重下降，出汗减少，代谢性酸中毒 |
| 左乙拉西坦（LEV） | 10~20mg/（kg·d），分2次 | 10~20mg/（kg·周） | 20~60mg/（kg·d） | 不良反应：精神行为异常 |

表 10-6　拉莫三嗪加量方案

| 时间 | 不与丙戊酸钠及其他酶诱导的抗癫痫药合用 | 与丙戊酸钠合用 | 与除丙戊酸钠以外的酶诱导的抗癫痫药合用 |
|---|---|---|---|
| 初始(第1、2周) | 0.3mg/(kg·d) | 0.15mg/(kg·d) | 0.6mg/(kg·d) |
| 2周后(第3、4周) | 0.6mg/(kg·d) | 0.3mg/(kg·d) | 1.2mg/(kg·d) |
| 每 1~2 周增加 | 0.6mg/(kg·d) | 0.3mg/(kg·d) | 1.2mg/(kg·d) |
| 维持量 | 5.0~15.0mg/(kg·d) | 1.0~5.0mg/(kg·d) | 5.0~15.0mg/(kg·d) |

# 第六节　自身免疫性脑炎

## 【疾病概述】

自身免疫性脑炎指一类由自身免疫机制介导的脑炎,以抗 N- 甲基 -D- 天冬氨酸受体(NMDAR)脑炎最常见,约占 80%。儿童、青年多见,女性多于男性。急性起病,一般在 2 周至数周内达高峰。可有发热和头痛等前驱症状。主要表现为精神行为异常、癫痫发作、记忆力下降、言语障碍、运动障碍 / 不自主运动,意识水平下降、自主神经功能障碍、中枢性低通气等。

## 【治疗原则】

包括免疫治疗、对癫痫发作和精神症状的症状治疗、支持治疗、康复治疗。合并肿瘤者进行肿瘤切除等抗肿瘤治疗。

**1. 一线免疫治疗**

（1）糖皮质激素：冲击治疗，甲泼尼龙 15~20mg/(kg·d)，最大量 1 000mg/d，连续静脉滴注 3 天，停 4 天，共用 2 次，间歇期给予泼尼松 1.5~2mg/(kg·d)，顿服，2 周后逐渐减量，总疗程约 6 个月。

（2）静脉注射免疫球蛋白：总量 2g/kg，分 4~5 天静脉滴注。对于重症患者，建议与激素联合使用，如 2 周无效或复发，可重复应用。

（3）血浆置换：可与激素联合使用。在静脉注射免疫球蛋白之后不宜立即进行血浆置换。

**2. 二线免疫治疗治疗**

（1）利妥昔单抗：按 375mg/m² 静脉滴注，每周 1 次，根据外周血 CD20 阳性的 B 细胞水平，共给药 3~4 次，至清除外周血 CD20 阳性细胞为止。

（2）环磷酰胺：8~12mg/(kg·d)静脉滴注 ×2 天、间隔 2 周为 1 个疗程，病情缓解后停用。

（3）吗替麦考酚酯：15~30mg/(kg·d)，分 2 次口服，主要用于复发患者，也可用于一线免疫治疗不佳以及重症患者。

**3. 癫痫症状的控制**　可选用广谱抗癫痫药物，如苯二氮䓬类、丙戊酸钠、左乙拉西坦、拉莫三嗪和托吡酯等。终止癫痫持续状态的一线抗癫痫药物包括地西泮静脉注射或者咪达唑仑肌内注射，二线药物包括静脉用丙戊酸钠。三线药物包括丙泊酚与咪达唑仑。

**4. 精神症状的控制** 可选用药物包括奥氮平、氯硝西泮、丙戊酸钠、氟哌啶醇等。

## 【医嘱举例】

**现病史**：患儿女，13岁。主诉"精神行为异常1月余，加重1周"。1个月前患儿无明显诱因出现心情低落、睡眠障碍，并有自杀念头。由家人带至精神病专科医院就诊，诊断"中度抑郁"，给予"氟西汀、阿普唑仑、劳拉西泮"治疗，情绪好转。后出现轻躁狂及幻视现象未予重视，继续"氟西汀、阿普唑仑"抗抑郁和改善睡眠治疗。3天前出现神志恍惚、间断意识不清，谵妄状态，问话不答，间断肌张力增高，刻板运动，并抽搐1次，呈强直 - 阵挛发作，持续约10分钟缓解。患者既往体健，性格开朗，学习成绩好，无毒物接触史及外伤史。

**查体**：体温36.6℃，体重50kg。卡介苗接种瘢痕(+)，心、肺、腹部查体无异常。间断躁动，大喊大叫，呼之不应，表情呆滞，目光涣散，脑神经未见明显异常，四肢肌力正常，四肢肌张力稍增高，双上肢腱反射正常，双下肢腱反射亢进，双侧踝阵挛阳性，双上肢Hoffman征(+)，双侧Babinski征(+)，双下肢Kernig征(+)。

**辅助检查**：急诊查血抗NMDA受体阳性。

### 临时医嘱

血常规、C反应蛋白

血沉

乳酸、血氨

甲状腺功能及甲状腺自身抗体

病原学检查(肺炎支原体、肺炎衣原体、HSV、

EBV、CMV 抗体,隐球菌抗原,G 试验,T-SPOT.TB)

感染四项

ANA,抗 ds-DNA 抗体,补体,免疫球蛋白

脑脊液检查:脑脊液压力、常规、生化、细胞学、乳酸,抗神经抗原抗体检测(包括 NMDA、GAD、VGKC、Hu、Yo、Ri,同时也要查血中的抗体),寡克隆区带,病原学检查(肠道病毒、HSV、VZV、CMV、EBV、隐球菌、结核分枝杆菌)

肿瘤标志物(甲胎蛋白、癌胚抗原、癌抗原 12-5、神经元特异性烯醇化酶)

胸部 CT、腹部 CT

子宫及双附件超声

视频脑电图

颅脑增强 MRI(包括 $T_1$ 加权、$T_2$ 加权、FLAIR 序列、弥散加权成像)

**长期医嘱**

一级护理

病重

心电监护,q.1h.

肠内营养乳剂营养支持

丙戊酸钠 0.5g,p.o.,b.i.d.

奥氮平 2.5mg,p.o.,q.d.

人免疫球蛋白 20g,i.v.gtt.,q.d.×5 天

甲泼尼松龙 1g
5% 葡萄糖注射液 750ml ⎱ i.v.gtt.,q.d.×3 天

维生素 D 700IU,p.o.,q.d.

碳酸钙 500mg,p.o.,b.i.d.

# 第十一章 内分泌及遗传代谢性疾病

## 第一节 甲状腺功能亢进症

【疾病概述】

甲状腺功能亢进症简称甲亢,是由于甲状腺激素分泌过多,导致全身各系统代谢率增高的一种综合征。引起儿童甲亢的最主要病因是毒性弥漫性甲状腺肿,又称为 Graves 病。临床表现:①食欲亢进,易饥饿,饮水增多,大便次数增多;情绪不稳定,脾气急躁,过度兴奋,注意力不集中;多汗,怕热,心慌,乏力,体重下降;②皮肤潮湿,甲状腺肿大,眼球突出、眼睑不能闭合、瞬目减少,收缩压升高、脉压差增大。

【治疗原则】

1. **支持治疗** 急性期卧床休息,减少体力活动,加强营养,多吃蛋白质、糖类、新鲜蔬菜和水果,避免含碘食物的摄入。

2. **适当应用 β 受体阻滞剂** $0.25\sim1\text{mg}/(\text{kg}\cdot\text{d})$,分 $1\sim2$ 次。

3. **抗甲状腺药物** 甲巯咪唑 + 普萘洛尔 [ 0.5~2.0mg/(kg·d),分 3~4 次 ]、丙硫氧嘧啶。

4. **甲亢危象** 大量碘剂口服加静脉注射,鲁氏碘液 10~20 滴,q.6h.,口服,碘化钠 0.25g 加入葡萄糖氯化钠注射液内静脉滴注,用碘前 1 小时加服丙硫氧嘧啶 100~150mg,q.6h.。普萘洛尔 0.1~0.3mg/(kg·次),静脉推注。吸氧,退热,镇静,控制感染。

## 【医嘱举例】

**现病史**:患儿女,10 岁。主诉"多汗、消瘦、眼球突出 1 月余"。伴烦躁不安、脾气暴躁、食欲增加,睡眠减少,体重下降 2kg。大小便正常。

**家族史**:患儿母亲有甲亢病史。

**查体**:身高 150cm,体重 26kg。体温 36.9℃,脉搏 115 次 /min,呼吸 30 次 /min,血压 120/76mmHg。双眼球突出明显,睑裂增宽,眼球下转时上睑不能相应下垂,上视时无额纹出现,闭眼时睑缘颤动,双瞳孔等大等圆,对光反射灵敏,辐辏反射弱。伸舌居中,有细微震动且快速震颤。颈软,气管居中,甲状腺 Ⅱ 度肿大,无明显震颤和血管杂音。心、肺、腹部及神经系统查体无异常发现。

### 临时医嘱

血常规

尿常规

空腹血糖测定

肝功能

血 $T_3$、$T_4$、促甲状腺激素

促甲状腺激素释放激素兴奋试验

甲状腺抗体测定(抗甲状腺球蛋白抗体、抗甲状

腺微粒体抗体）

　　甲状腺 B 超或 ECT 扫描

　　心电图

### 长期医嘱

　　儿科护理常规

　　无碘饮食

　　甲巯咪唑 10mg,p.o.,q.d.

　　普萘洛尔 10mg,p.o.,t.i.d.

## 第二节　1 型糖尿病

【疾病概述】

　　糖尿病是一种能量代谢性疾病,主要是体内胰岛素绝对不足、胰岛素功能障碍或胰岛素抵抗等引起的糖类、脂肪、蛋白质代谢紊乱综合征。儿童糖尿病绝大多数为 1 型糖尿病,临床表现为多饮、多尿、多食、消瘦、乏力等,少数患儿可以脱水、昏迷、酮症酸中毒为发病表现。病因尚不完全明确,目前认为是一种自身免疫性疾病,与遗传、病毒感染、环境因素等均有关。诊断标准包括:空腹血糖>7.0mmol/L,随机血糖 ≥ 11.1mmol/L。对于疑诊病例可应用葡萄糖耐量试验:餐后 2 小时血糖 ≥ 11.1mmol/L。

【治疗原则】

　　1. 完整的治疗包括饮食、运动、胰岛素药物治疗、血糖监测、健康教育,共 5 个方面。

(1)饮食:热量应满足患儿生长发育的需要,可按以下公式计算每日总热量。

每日总热量(kcal)=1 000+〔年龄×(70~100)kcal〕

计算完毕后,一般早餐 1/4,中、晚餐各 1/4,餐间 2 次点心各 1/8,这有利于保持血糖的平稳。热量分配为蛋白质、脂肪、糖类分别占 20%、30%、50%。蛋白质成分在 3 岁以下患儿中应稍多,其中一半以上应为优质蛋白。

(2)运动:适量运动有利于血糖控制,增强机体对胰岛素的敏感性,从而减少胰岛素用量。运动治疗的原则是“因人而异,量力而行,循序渐进,持之以恒”。建议选择适合自己、自己喜爱的中等强度的运动(如骑自行车上坡、排球、游泳等),运动时间相对固定。运动时间一般以进餐后 2~3 小时为宜,不提倡空腹运动。

(3)胰岛素:初治患儿开始选择普通胰岛素或速效胰岛素类似物,第 1 日用量 0.5~1.0 U/kg,分 3 次,每次餐前 30 分钟皮下注射;晚上睡前再注射 1 次中效胰岛素。每日胰岛素总剂量的分配为早餐前 40%,午餐前 20%,晚餐前 30%,睡前 10%。急性代谢紊乱期根据尿糖、血糖,以及患儿对胰岛素的敏感性,每 2~3 日调整剂量 1 次,直至尿糖不超过(2+)为止。每次调整的量以不超过原剂量的 15% 为宜。

常用的胰岛素治疗方案:①每日 2 次方案,速效胰岛素类似物或短效胰岛素与中效胰岛素混合,在早、晚餐前使用。②每日 3 次 / 多次方案,早餐前速效胰岛素类似物或短效胰岛素与中效胰岛素混合,下午加餐前或晚餐前使用速效或短效胰岛素,睡前使用中效胰岛素。③基础 - 餐时方案,一般每日胰岛素总剂量中的 40%~60% 由基础胰岛素提供,余量分次餐前给予速效或短效胰岛素。餐时的速效胰岛素通常在每餐前或餐后立即注射,但餐前15分钟注射可能效果更好,尤其是早餐前;短效胰岛素通常餐前20~30分钟注射以保证充分发挥作用;而基础长效胰岛素通常在睡前或每日2次早、晚注射。除上述常用方案外,尚有各类变通的胰岛素治疗方案。

(4)血糖监测:血糖监测可以准确了解即时血糖和每日血糖控制水平,有利于及时发现低血糖或高血糖,便于处理。急性期采用微量血糖仪每天监测餐前、餐后2小时及睡前血糖7次,必要时夜间增加血糖监测。病情稳定后每天监测2~4次。

(5)健康教育:加强认知教育,学习有关糖尿病的知识及技能;构建和谐的亲子及医护患关系;鼓励患儿积极参加儿童糖尿病夏令营等集体活动;还可采用运动疗法、放松训练、音乐疗法等有效的心理干预治疗,有效缓解抑郁情绪,使患儿在最佳心理状态下主动接受治疗,从而改善代谢状况,获得最好的治疗效果。

**2. 糖尿病酮症酸中毒** 多发生在急性代谢紊乱期,为糖尿病患儿的严重并发症之一。临床表现包括脱水,深大或叹息样呼吸,恶心,呕吐,腹痛,可类似急腹症,进行性意识障碍或丧失,白细胞增多或核左移,血清淀粉酶非特异性增高,合并感染时可伴有发热。诊断标准为:血糖$>11.1$mmol/L,静脉血pH值$<7.3$,或血$[HCO_3^-]<15$mmol/L,酮血症和酮尿症。若糖尿病病情控制不佳,糖尿病酮症酸中毒可反复发生,若不及时治疗可能危及生命。治疗原则包括:①监测病情及血糖、血酮、尿酮、电解质、血气等相关指标;②纠正脱水、电解质紊乱及酸中毒;③应用胰岛素;④控制感染等诱因。

## 【医嘱举例】

**现病史**：患儿女，10 岁，26kg。主诉"多汗、消瘦、眼球突出 1 月余"。伴烦躁不安、脾气暴躁、食欲增加，睡眠减少，体重下降 2kg。大小便正常。既往体健。家族史无特殊。

**查体**：身高 150cm，体重 26kg。体温 36.9℃，脉搏 115 次 /min，呼吸 30 次 /min，血压 120/76mmHg。体形消瘦，全身皮肤未见黑棘皮，周身未见皮下脂肪萎缩。心、肺、腹部查体无特殊。

### 临时医嘱

血常规

尿常规

空腹血糖测定

肝功能

血脂

血尿素氮、血肌酐

葡萄糖耐量试验

血 C 肽测定、糖化血红蛋白测定

血胰岛细胞抗体测定

血胰岛素自身抗体测定

血谷氨酸脱羧酶抗体测定

血游离 $T_3$、游离 $T_4$、促甲状腺激素、抗甲状腺球蛋白抗体、抗甲状腺微粒体抗体测定

血皮质醇测定

24 小时尿微球蛋白测定

眼底检查（必要时）

长期医嘱

儿科护理常规

糖尿病饮食

每餐前 30 分钟、睡前测血糖

短效胰岛素 4U, i.h., q.d.(早餐前 30 分钟)

中效胰岛素 8U, i.h., q.d.(早餐前 30 分钟)

短效胰岛素 3U, i.h., q.d.(晚餐前 15~30 分钟)

中效胰岛素 5U, i.h., q.d.(晚餐前 15~30 分钟)

# 第三节 特发性生长激素缺乏症

## 【疾病概述】

生长激素缺乏症是由于垂体前叶分泌生长激素（growth hormone, GH）缺乏,但不伴垂体其他激素分泌障碍所致的疾病。临床诊断标准包括：身材矮小,身高在同年龄、同性别正常儿童身高标准生长曲线的第 3 百分位数以下；生长缓慢,生长速度 ≤4cm/年；骨龄落后于实际年龄 2 年以上；生长激素刺激试验提示生长激素部分或完全缺乏；智力正常,与年龄相符；排除其他疾病影响。

## 【治疗原则】

重组人生长激素替代治疗, 0.1U/kg 每日临睡前皮下注射 1 次,每周 6~7 次。治疗应持续至骨骺愈合位置。治疗过程中需监测甲状腺功能,若出现低 $T_4$ 血症,应每日同时补充左甲状腺素。

## 【医嘱举例】

**现病史**：患儿男，12 岁。主诉"身高矮小 6 年"。出生情况好，出生身长不详，体重 3 000g。1~2 岁身高不详，6 岁小学一年级时坐班内第一排。近 1 年身高增长 2cm。饮食可，不挑食。未变声，无第二性征发育征象。既往体健。母亲 153cm，父亲 165cm，非近亲结婚。家族无身高矮小（男<160cm，女<150cm）的相关亲属。

**查体**：身高 130cm（<$P_3$），体重 30kg。皮肤偏干，甲状腺不大，心、肺、腹部查体无异常。阴毛 1 期，双侧睾丸体积各 1ml，阴茎长 3cm。

### 临时医嘱

血常规

尿常规

肝功能

空腹血糖

血尿素氮、血肌酐

可乐定生长激素激发试验（空腹口服可乐定 4μg/kg，于服药前、服药后 30 分钟、60 分钟、90 分钟、120 分钟抽血测定生长激素）

胰岛素生长激素激发试验（空腹静脉注射胰岛素 0.05~0.1U/kg，于注射前、注射后 15 分钟、30 分钟、60 分钟、90 分钟、120 分钟抽血测血糖、生长激素、皮质醇）

血胰岛素样生长因子 1 测定

血性激素六项（黄体生成素、卵泡刺激素、雌二醇、睾酮、孕酮、催乳素）

血游离 $T_3$、游离 $T_4$、促甲状腺激素

血皮质醇、促肾上腺皮质激素测定
染色体核型测定
垂体 MRI
左手及腕骨 X 线正位片

**长期医嘱**

儿科护理常规
普通饮食
重组人生长激素 3U,i.h.,q.n.(睡前 1 小时)

# 第四节　21-羟化酶缺乏(失盐型)

## 【疾病概述】

先天性肾上腺皮质增生症是一组由于肾上腺皮质激素合成过程中酶的缺陷所引起的疾病,属常染色体隐性遗传病。其中 21-羟化酶缺乏是最常见的一种,占典型病例的 90%~95%;21-羟化酶缺乏(失盐型)由 21-羟化酶完全缺乏所致。

## 【治疗原则】

1. **存在休克者**　先给予生理盐水 20ml/kg 静脉补液扩容。静脉补液总量按累计损失量 80~120ml/kg 及生理维持量 50ml/kg 补给。

2. **氟氢可的松**　为盐皮质激素,剂量为 0.05~0.2mg/d,分 2 次口服。1 岁以内患儿在盐皮质激素治疗时应保证足够的钠盐摄入,每日 1~2g,分 4 次加入乳汁中口服,根据血电解质水平及肾素活性调整盐皮质激素剂量。

3. 在肾上腺皮质功能减退危象出现的情况下，可先静脉补充大剂量氢化可的松 50~100mg/$m^2$，失盐则纠正，病情稳定后逐渐减量并改为口服 10~20mg/$m^2$，总量分为早晨 1/4、下午 1/4、睡前 1/2，根据雄激素、17-羟孕酮水平、生长速率、骨龄等调整糖皮质激素剂量。患儿需终生治疗。

4. 女性阴蒂肥大者可在 1 岁左右行阴蒂整形手术。

## 【医嘱举例】

**现病史**：患儿女，生后 20 天。主诉"发现外生殖器异常伴体重增长不良 20 天"。患儿为第 1 胎第 1 产儿，出生情况好，出生体重 2 550g，身长 48cm。生后发现外生殖器近似男婴，阴蒂肥大，伴反复呕吐、喂养困难、腹泻，生后 20 天仍为出生体重。父母体健，非近亲结婚，否认家族史。

**查体**：体重 2 580g，身长 48cm。全身皮肤、黏膜颜色均匀增深，心、肺、腹部查体无异常。外阴前方有一似小阴茎样结构，为肥大阴蒂，长约 1.0cm。

### 临时医嘱

空腹血糖

血气分析、电解质

血肾素活性、醛固酮

血促肾上腺皮质激素、皮质醇

血睾酮、17-羟孕酮

24 小时尿 17-酮类固醇

24 小时尿 17-羟类固醇

左膝关节及左手、腕关节 X 线正位片

染色体核型测定

**长期医嘱**

新生儿护理常规

母乳喂养

10% 氯化钠注射液 2.5ml，q.6h.，加入乳汁中

氟氢可的松 0.05mg，p.o.，b.i.d.

氢化可的松 10mg

5% 葡萄糖注射液 100ml　┃　iv.gtt，b.i.d.

# 第五节　糖原贮积症

## 【疾病概述】

　　糖原贮积症是一组先天性酶代谢异常导致的糖代谢障碍病。大量糖原贮积于肝、肾、肌肉等组织中，不能转化为葡萄糖，因此人体糖代谢受到影响，难以维持正常的血糖水平。临床表现为低血糖、肝大、生长发育落后、幼稚面容、鼻衄、乏力，也可有高脂血症、高尿酸血症等。肾上腺素刺激试验（在空腹和餐后 2 小时进行，给予肾上腺素 0.02mg/kg 皮下注射，注射前和注射后 30 分钟、60 分钟测血糖），如血糖增加<45mg/dl，有助于诊断。根据酶缺陷的不同，临床已有 23 种类型。临床最常见的为 I a 型。Ⅷ型预后较好，一般无需特殊治疗。Ⅱ、Ⅳ、Ⅶ型至今无特效治疗方法。其他类型一般通过饮食替代疗法可以改善低血糖等症状。

## 【治疗原则】

1. **总体原则** 尽可能维持血糖在平稳而正常的范围内,尽量避免血糖的太大波动。

2. 避免高脂饮食、高嘌呤饮食,禁食或尽量少食蔗糖、果糖,建议总热量分布为糖类 60%~65%,蛋白质 10%~15%,脂肪 20%~30%。

3. **生玉米淀粉** 适用于较大儿童。配方为淀粉:冷水 =1:2,可在肠道内缓慢释放葡萄糖,持续 6~8 小时。

4. 如血尿酸>6.4mg/dl,可口服别嘌醇。

## 【医嘱举例】

**现病史**:患儿男,7 岁。主诉"间断抽搐 4 年,肝大 1 年"。患儿自 3 岁起经常凌晨阵发性抽搐,每次发作时间约数小时,最长可达 5~6 小时,家长给患儿服糖水或糖块后上述症状逐渐缓解,6 岁后未见抽搐发作,但清晨头晕、出汗、乏力。1 年前外院就诊时发现肝大。患儿系第 1 胎第 1 产儿,足月经顺产娩出,母乳喂养至 1 岁,自幼个矮,智力正常。父母为近亲结婚,家族中无同样患者。

**查体**:身高 115cm($<P_3$),体重 24kg。神志清楚,反应可,面色稍欠红润,幼稚面容,牙齿发育不全,双肺呼吸音清晰,未闻及干湿啰音,心音有力,律齐,各瓣膜区未闻及杂音。腹膨隆,触软,肝肋下 12cm,质硬,缘钝,表面未扪及结节。脾未触及。四肢肌张力正常,肢端温暖。

### 临时医嘱

血常规

空腹血糖
肝功能、肾功能
血乳酸
血脂 4 项
肝胆胰脾双肾 B 超
糖原贮积症基因 *PANEL*

### 长期医嘱

儿科护理常规
高蛋白高糖低脂饮食
持续血糖监测
生玉米淀粉 2g/kg：凉开水 1∶1 冲服，两餐之间服用，q.6h.（维持血糖水平在 4~5mmol/L）

## 第六节　肝豆状核变性

【疾病概述】

肝豆状核变性又称 Wilson 病，是一种原发性的铜代谢缺陷病，常染色体隐性遗传，发病率约 1/100 万 ~1/30 万，致病基因 *ATP7B* 定位于染色体 13q14.3。对于该病患儿，铜可沉积于肝、肾、脑、角膜等部位，特征性的临床表现包括不同程度的肝肾损害、锥体外系症状、精神症状、角膜边缘有铜盐沉着环（K-F 环）、溶血性贫血、关节病变等。血清铜蓝蛋白＜200mg/L、24 小时尿铜 ≥ 40μg/24h 有助于诊断，但最终诊断需依据基因检测结果。

## 【治疗原则】

1. **低铜饮食** 不食用动物肝脏、贝壳类、坚果类、巧克力等；少食用小米、荞麦面、糙米等；适宜的低铜食物包括精米、精面、苹果、新鲜青菜、鱼类等；如当地饮水含铜高于 0.1mg/L，应饮用去离子水。

2. **去铜药物** 青霉胺[15~20mg/(kg·d)，分 2~3 次]、锌制剂(硫酸锌 50~150mg/d，分 2~3 次)等。

3. **支持治疗** 如保肝、左旋多巴等改善神经系统症状等。

4. **肝移植** 适用于以暴发性肝功能衰竭起病的患儿，或对药物治疗无反应的晚期肝硬化患儿。

## 【医嘱举例】

**现病史**：患儿男，4 岁，主诉"发现转氨酶升高 4 个月"。患儿幼儿园入园体检时发现转氨酶升高，ALT 141.2U/L，AST 96.3U/L，γ- 谷氨酰转肽酶 30.1 U/L，血脂正常。无皮肤、巩膜黄染，无乏力，无腹胀、腹痛等不适，外院完善乙型肝炎病毒、丙型肝炎病毒、EBV、CMV 等嗜肝病毒检测均阴性。查铜蓝蛋白 97.6mg/L(210~530mg/L)。既往个人史无特殊，母亲"小三阳"病史，肝功能正常。

**查体**：身高 111cm，体重 20kg，语言流利，双眼 K-F 环(−)。心、肺查体无特殊。腹软，肝脾肋下未触及，肝区无叩痛，移动性浊音(−)。神经系统查体大致正常。

### 临时医嘱

血常规
尿常规、便常规

肝功能

血尿素氮、血肌酐

血清铜蓝蛋白测定

24 小时尿铜测定

凝血功能

颅脑 MRI 检查

肝胆 B 超

长骨 X 线摄片

眼科会诊

*ATP7B* 基因检测

**长期医嘱**

儿科护理常规

低铜饮食

硫酸锌 75mg, p.o., t.i.d.

# 第十二章　儿科常见急危重症

## 第一节　小儿急性呼吸衰竭

### 【疾病概述】

急性呼吸衰竭是由于呼吸中枢和/或呼吸器官的原发或继发病变引起的急性通气和/或换气功能障碍,是氧合或通气或者两者均不充足的一种临床状态。呼吸衰竭通常由异常表现(尤其是意识水平改变,可能以躁动或意识水平下降为特征)、面色差和反应性下降来识别。

### 【治疗原则】

呼吸问题是导致儿童发生心脏停搏的主要原因,因此,当发现呼吸窘迫或呼吸衰竭时,迅速启动适当的干预措施非常重要。初步干预包括快速、集中地评估呼吸功能,其目的在于确定呼吸问题的类型和严重程度,而不是找出准确病因,氧合和通气状况一旦稳定,应马上确定引起呼吸问题的原因,以便采取有针对性的干预措施。

1. **初步评估和干预**　首先应对呼吸衰竭患儿进行初步评估和干预以使其病情初步稳定。①评估气道,保持气道开放,视情况清理气道,必要时考虑使用口咽气道或鼻咽气道以改善气道开放/通畅度;②通过脉搏血氧饱和度监测血氧饱和度,提供氧气,使用高浓度氧气输送装置(非重复呼吸面罩)治疗呼吸衰竭;③监测心率、心律和血压,视情况建立血管通路。

**2. 针对病因的治疗**　氧合和通气状况一旦稳定,应马上确定呼吸问题的类型和原因,积极治疗原发病,对不同呼吸问题进行有针对性的处理,去除病因。引起呼吸衰竭的呼吸问题可分为以下一种或多种类型:上呼吸道梗阻、下呼吸道梗阻、肺组织疾病和呼吸节律紊乱。

(1)引起儿童上呼吸道梗阻的常见病因为喉炎、过敏反应及气道异物梗阻;针对上呼吸道梗阻的初步干预措施包括让患儿保持舒适体位、手法开放气道、清除异物、吸引口鼻、使用药物缓解气道肿胀,决定是否使用气道辅助物或者高级气道,及早决定是否需要通过手术建立气道(气管造口术或环甲膜切开术)。

(2)下呼吸道梗阻的常见病因是毛细支气管炎和哮喘;毛细支气管炎多在呼吸道合胞病毒流行季节发生于小于6月龄婴儿,处理建议为根据需要进行口腔或鼻腔吸引,严重患者可应用经鼻高流量加温加湿氧气供给,未推荐使用支气管扩张剂、皮质类固醇或高张盐水雾化;考虑进行实验室检查如病毒检测、胸部 X 线和动脉血气。哮喘急性发作根据临床严重程度评估进行哮喘处理。

(3)肺组织疾病涉及各种临床情况,常见原因有肺炎(例如感染性、化学性及吸入性)和心源性肺水肿。其他原因包括急性呼吸窘迫综合征、过敏、血管疾病、创伤性肺挫伤等引起。干预措施包括考虑使用持续气道正压通气或无创正压通气,如果病情严重,可能需要进行气管插管和机械通气。针对不同原因引起的肺组织疾病采取特殊的干预措施。

(4)呼吸节律紊乱可导致呼吸模式异常,进而导致分钟通气量不足。导致呼吸节律紊乱的常见原因为神经源性疾病如颅内压升高、神经肌肉疾病、中枢神经系统感染、头部损伤、脑肿瘤、深度镇静、中毒或药物过量。处理包括开放气道并给予通气支持,及针对不同原因引起的呼吸紊乱采取不同的特殊干预措施。

## 【医嘱举例】

**现病史**:患儿男,1个月,急性起病,因"嗜睡、拒乳、呼吸困难12个小时"来诊。34周早产儿,出生体重1.95kg。

**查体**:体重2.5kg,营养差。嗜睡,反应差,口周发绀,呼吸表浅,不规则,20次/min,有呼吸暂停,三凹征(+),双肺呼吸音粗,散布干鸣音及痰鸣音。

### 临时医嘱

血常规、C反应蛋白

降钙素原

血气分析、电解质

血培养

肝功能、肾功能

指血血糖

床旁胸部X线检查

经口鼻吸痰

鼻胃管置入术

支气管扩张剂雾化吸入（如沙丁胺醇 2.5mg/ 次）

## 长期医嘱

病危

一级护理

重症肺炎并呼吸衰竭护理常规

心电监护（持续监测心率、呼吸、血氧饱和度）

24 小时出入量

鼻饲 [ 母乳或配方奶 120~150ml/（kg·d），q.3h. ]

持续气道正压通气辅助呼吸，q.1h，或高流量鼻氧管，q.1h.

吸痰，q.3h.

呼吸治疗，q.3h.

盐酸氨溴索注射液 7.5mg，i.v.，q.12h.

沙丁胺醇 2.5mg，雾化吸入，q.6h.

吸入用乙酰半胱氨酸溶液 3ml，雾化吸入，q.12h.

必要时给予抗生素抗感染治疗 [ 例如阿莫西林克拉维酸钾注射液 30~50mg/kg，每日 2 次；或头孢曲松 30~80mg/（kg·d），q.d. ]。

## 备 注

### 1. 疑似呼吸衰竭的征象

(1) 呼吸频率极快或不足，或疑似呼吸暂停。

(2) 呼吸做功显著、不足或消失。

(3) 远段空气流动消失。

(4) 极度心动过速；心动过缓通畅预示危及生命征象。

(5) 尽管进行了高流量吸氧，仍出现低血氧饱和度。

(6) 意识水平下降。

(7) 发绀。

**2. 喉炎的严重程度分型及干预推荐** 见表 12-1。

表 12-1 喉炎的严重程度分型及干预推荐

| 喉炎的严重程度 | 干预 |
|---|---|
| 轻度 | 考虑使用地塞米松 |
| 中到重度 | (1) 给予湿化氧气。<br>(2) 给予消旋肾上腺素雾化,至少观察 2 小时,确保病情持续改善。<br>(3) 给予口服地塞米松,剂量 0.15~0.6mg/(kg·次);严重者可辅以布地奈德雾化 2mg/次 |
| 即将发生呼吸衰竭 | (1) 使用非重复呼吸面罩给予高浓度氧气。<br>(2) 如果给予高浓度氧气仍持续出现重度低氧血症(血氧饱和度<90%),通气不足或意识水平发生改变,应提供辅助通气(即通过球囊面罩配合患儿自主吸气提供通气支持)。<br>(3) 给予地塞米松。<br>(4) 视情况进行气管内插管,为避免对声门下区造成损伤,请使用尺寸较小的气管内插管(比根据患儿年龄推测的尺寸小 0.5 号)。<br>(5) 如果需要,准备通过手术建立气道 |

**3. 供氧系统类型** 见表 12-2。

表 12-2 临床常用供氧系统

| 供氧系统 | 装置 | 供氧类型 |
|---|---|---|
| 低流量氧气 | 鼻氧管 | 氧流量 0.25~4L/min,提供吸氧浓度在 22%~60% |
| | 简单的氧气面罩 | 氧流量 6~10L/min,提供吸氧浓度在 35%~60% |

续表

| 供氧系统 | 装置 | 供氧类型 |
|---|---|---|
| 高流量氧气 | 带贮气囊的非重复呼吸面罩 | 氧流量达 10~15L/min 时,可提供吸氧浓度 95% |
| | 高流量鼻氧管 | 在婴儿,氧流量可为 4L/min,对于青少年该流速可达 40L/min 或更高;可根据需要调整所需氧浓度 |

**4. 2 至 10 岁儿童气管插管内插管尺寸及深度估算**

(1)无套囊气管插管内插管尺寸(mm)=(年龄/4)+4。

(2)有套囊气管插管内插管尺寸(mm)=(年龄/4)+3.5(典型的套囊充气压应<20~25cmH₂O)。

(3)气管插管深度(cm)=年龄/2+12。

**5. 儿童正常呼吸频率**　见表 12-3。

表 12-3　不同年龄儿童的正常呼吸频率

| 年龄段 | 呼吸频率/(次·min⁻¹) |
|---|---|
| 婴儿 | 30~53 |
| 幼儿 | 22~37 |
| 学龄前儿童 | 20~28 |
| 学龄儿童 | 18~25 |
| 青少年 | 12~20 |

# 第二节　哮喘持续状态

## 【疾病概述】

支气管哮喘是儿童时期最常见的呼吸道慢性疾病之一。哮喘发作在合理应用常规缓解药物治疗后,仍有严重或进行性呼吸困难者,称为哮喘持续状态。临床表现为咳嗽、喘息、呼吸困难、大汗淋漓和烦躁不安,甚至出现端坐呼吸、语言不连贯、严重发绀、意识障碍及心肺功能不全的征象。

## 【治疗原则】

1. **初步评估和干预**　根据临床严重程度做出的评估进行哮喘处理。评估气道,保持气道开放,视情况清理气道,必要时考虑使用口咽气道或鼻咽气道以改善气道开放/通畅度;通过脉搏血氧饱和度监测血氧饱和度,提供氧气,使用高浓度氧气输送装置(非重复呼吸面罩)治疗呼吸衰竭;监测心率、心律和血压,视情况建立血管通路。

2. **针对哮喘急性发作的特殊干预措施**　包括应用糖皮质激素,进行积极支气管扩张剂治疗,并密切监测;经最大程度药物治疗仍向呼吸衰竭持续进展的患者考虑机械通气。

(1)静脉注射皮质类固醇:甲泼尼松龙负荷量2mg/kg,静脉/骨内/肌内给予,最大剂量60mg;维持量0.5mg/kg,静脉/骨内给予,每6小时1次,最大剂量120mg/d。

(2) 每小时或持续通过雾化器吸入沙丁胺醇：每小时雾化吸入沙丁胺醇的剂量为 0.15mg/（kg·h），最小剂量 2.5mg，最大剂量 5mg。或者持续雾化吸入沙丁胺醇的剂量为，①体重 5~10kg 的儿童 10mg/h；②体重 10~20kg 的儿童 15mg/h；③体重大于 20kg 的儿童 20mg/h。或者持续雾化吸入沙丁胺醇 0.15~0.5mg/（kg·h），最大剂量为 30mg/h。

(3) 硫酸镁：如果还未使用硫酸镁，则在患者送达重症监护室后即给予硫酸镁治疗 20~30 分钟（25~75mg/kg，静脉给药，最大剂量 2g）。应监测患者血压，如果发生了低血压，应暂停输注硫酸镁而给予补液，然后降低速率重新输注硫酸镁。

(4) 异丙托溴铵：对于即将因哮喘发生呼吸衰竭且常规治疗无效的住院患儿，一些专家将异丙托溴铵作为辅助治疗。体重小于 20kg 或小于等于 6 岁的患儿一次 250μg，每 6 小时 1 次，持续 24 小时；体重大于 20kg 或大于等于 6 岁的患儿一次 500μg，每 6 小时 1 次，持续 24 小时。

(5) 特布他林：对使用上述支气管扩张剂治疗无效的患者，笔者建议改为静脉用支气管扩张剂，最常用的是特布他林。以 10μg/kg 的负荷剂量静脉给药 10 分钟，之后以 0.1~10μg/（kg·min）的速度输注，根据呼吸窘迫程度、心率、灌注情况和通气质量，输注剂量可每 30 分钟增加 0.1~1μg/（kg·min），最大剂量为 5~10μg/（kg·min），直至通气和呼吸功能改善。一旦启用特布他林，应停止持续使用沙丁胺醇。

(6) 肾上腺素：如果没有静脉用特布他林，皮下或肌内注射肾上腺素可作为一种替补治疗方案。皮下或肌内给予肾上腺素的剂量为每 20 分钟给予 0.01mg/kg［0.01ml/kg 的 1∶1 000 溶液（1mg/ml），最多给予 3 次,最大剂量为 0.5mg。

**3. 无创正压通气**  对特定患者,采用无创正压通气(non-invasive positive ventilation,NPPV)或许能避免插管。尤其适用于神志清楚、积极配合治疗的儿童。指征:①患儿证实有高碳酸血症和 / 或经高流量吸氧后仍有低氧血症。②病情正向呼吸肌疲劳进展,但糖皮质激素和支气管扩张剂尚未发挥出最大疗效。

**4. 气管插管和机械通气**  对有顽固性低氧血症、临床情况恶化,或者即便采取上述治疗仍会出现这两种状况的儿童,应考虑进行气管插管。请考虑使用带套囊的气管插管。急性重度哮喘患者插管的指征包括:①尽管给予了高浓度氧气或 NPPV,但仍存在低氧血症(给予 100% 氧气或者 NPPV 下 $PaO_2 < 60mmHg$);②严重和持续的呼吸功增加(如无法说话);③神志改变;④呼吸骤停或心搏骤停。

**5. 支持性治疗**  抗感染治疗、液体支持、并发症监测(低血压、气胸、气压伤)。

## 【医嘱举例】

**现病史:**患儿男,4 岁,"反复咳喘 2 年半,再发 2 天,加重 3 小时"。1 年前在外院诊断为支气管哮喘,坚持规律用药半年未再发作,后家长自行停药。

**查体:**体温 36.7℃,血压 90/60mmHg,体重 18kg,神志清楚、烦躁,鼻翼扇动,咽充血,双扁桃体Ⅰ度肿大,双侧胸廓对称,呼吸动度一致,呼吸 40 次 / min,三四征(+),叩诊清音,双肺呼吸音粗,双肺可闻及弥漫性哮鸣音,呼气相延长,双肺底可闻及少许湿啰音,心音有力,律齐,无杂音,脉搏 140 次 /min。

## 临时医嘱

血常规、C 反应蛋白

降钙素原

血气分析、电解质

乳酸

肝功能、肾功能

心肌酶三项

胸部 X 线检查

沙丁胺醇 2.5mg/ 次, 雾化吸入, 必要时 20 分钟可重复

甲泼尼松龙 36mg

5% 葡萄糖注射液或 0.9% 氯化 ⎫ i.v.gtt.
钠注射液 100ml ⎭

肾上腺素 (1:1 000) 0.18ml, i.m., p.r.n.

## 长期医嘱

病危

支气管哮喘常规护理

一级护理

持续心电监护, q.1h.

非重复呼吸面罩吸氧, q.1h.

甲泼尼松龙 10mg

5% 葡萄糖注射液或 0.9% ⎫ i.v.gtt., q.6h.
氯化钠注射液 100ml ⎭

沙丁胺醇溶液 2.5mg, 雾化吸入, q.3h.

抗感染治疗, p.r.n.

静脉液体支持

## 备　注

### 1. 肾上腺素用法(表 12-4)

表 12-4　肾上腺素在不同疾病状态下的常见用法

| 疾病 | 剂量 | 备注 |
|------|------|------|
| 哮喘 | 0.01mg/kg(浓度 1:1 000),每 15 分钟皮下给予 1 次 | 最大剂量 0.3mg 或 0.3ml |
| 哮吼 | 0.25~0.5ml 混于 3ml 生理盐水的外消旋溶液,吸入给予 | 3mg(3ml,浓度 1:1 000)混合于 3ml 生理盐水的肾上腺素(得到 0.25ml 消旋肾上腺素),吸入给予 |

### 2. 呼吸机参数设置(表 12-5)

表 12-5　呼吸机常用参数设置

| 参数 | 推荐初始参数 | 推荐最大参数 |
|------|------------|------------|
| 潮气量 | 8~10ml/kg | 12ml/kg |
| 呼吸频率 | 8~12 次 /min | 16 次 /min |
| 吸气时间 | 0.75~1 秒 | 1.5 秒 |
| I/E 比值 | 1:5~1:3 | >1:3 |
| 吸气流量 | 4~10L/(kg·min) | 4~10L/(kg·min) |
| 分钟通气量 | <115ml/(kg·min) | <115ml/(kg·min) |

# 第三节　小儿充血性心力衰竭

## 【疾病概述】

充血性心力衰竭，又称心力衰竭（heart failure，HF），是指心脏泵血功能（心肌收缩或舒张功能）减退，导致心排血量绝对或相对不足，不能满足机体代谢需要而表现出的一组临床综合征。典型临床症状因年龄有所不同，婴儿可表现为喂养困难但仍有体重增长，或喂养困难时出汗；年龄较大的儿童表现为运动不耐受或反复肺部感染。

## 【治疗原则】

HF患儿的治疗目标是缓解症状、减少并发症（包括住院风险）、延缓病情进展，以及改善生存和生活质量。

1. **病情不稳定**　出现严重心肺功能受损的患者（即休克或有心搏骤停倾向），即使基础病因不明，也应立即开始恢复充足灌注的治疗（等渗晶体液10ml/kg，20分钟输注）。

2. **心室功能保留的结构性心脏病**　对于结构性心脏缺陷导致容量超负荷（如间隔缺损和动脉导管未闭）或压力超负荷（例如肺动脉瓣狭窄、主动脉瓣狭窄，或者其他右室或左室流出道梗阻）而出现HF症状但心室功能保留的患者，主要采用手术或以导管为基础的干预治疗来纠正这些缺陷。

3. **药物治疗**　药物治疗主要用于心室泵功能

障碍的患者。对于儿童 HF 所采用的大部分药物，其有效性支持证据主要来自成人研究。关于成人 HF 的研究表明，很多药物都可缓解症状、改善心脏功能和患者结局。利尿剂、地高辛、ACEI 和 ARB 都可改善症状。研究证实，β 受体阻滞剂、ACEI、ARB 及醛固酮拮抗剂能延长患者生存期。

（1）ACEI 及 ARB 类药物：B 期和 C 期（分期见本节备注中表 12-7）HF 儿童的一线治疗可采用 ACEI，用药期间应密切监测血压和肾功能，尤其是新生儿。

（2）利尿剂：通过促进尿钠排泄而降低前负荷，并可缓解肺水肿及外周性水肿等容量超负荷的症状。可用于治疗 C 期或 D 期 HF 儿童。最常采用呋塞米，布美他尼和托拉塞米效果更强，使用较少，仅用于更严重或呋塞米无效的液体过剩。噻嗪类利尿剂可抑制肾脏远曲小管对钠和氯离子的重吸收，一般作为二线药物使用，常与袢利尿剂合用。醛固酮拮抗剂可减弱肾脏集合管的保钠排钾作用。由于有保钾利尿作用，所以其特别适合与袢利尿剂、噻嗪类利尿剂联用。

（3）地高辛：不推荐无症状的心室功能障碍儿童使用地高辛；但常用于治疗 C 期 HF 婴儿和儿童，特别是利尿剂和 ACEI 等其他药物治疗后症状仍持续者。

（4）β 受体阻滞剂：通常会在已确定的利尿剂、地高辛和 ACEI 治疗方案基础上加用 β 受体阻滞剂治疗，如卡维地洛或美托洛尔。如前所述，也可能在 B 期 HF 的单纯 ACEI 或 ARB 治疗基础上加用这类药物。β 受体阻滞剂用于以下患儿——经其他 HF 药物治疗病情稳定、具有收缩功能障碍的 C 期 HF，且为左心室体循环(相对于某些右心室体循环的先天性心脏缺陷)。失代偿性 HF 患者应停用 β 受体阻滞剂。

1) 卡维地洛:开始采用低剂量,约为最终目标剂量的 1/8,通常为 $0.05mg/(kg\cdot次)$,2 次 /d,口服,每 2 周增加 1 次剂量(即剂量翻倍),从而尽量减少副作用。一般来说,每次增量的首剂在诊室服用,观察无不良反应可按计划继续此剂量,逐渐增加到最大剂量 $0.4mg/kg$,2 次 /d。副作用包括头晕、疲劳、低血压、心动过缓、支气管痉挛及低血糖,这些可能会影响剂量增加。

2) 美托洛尔:初始剂量为 $0.1mg/(kg\cdot次)$,2 次 /d,口服给药,并按需缓慢增量,通常每 2 周增量 1 次,最多 $1mg/(kg\cdot d)$;成人每日最大剂量为 $2mg/kg$ 或 $200mg/d$,以最低者为准。副作用与卡维地洛类似。

(5) 正性肌力药:正性肌力药用于低心排血量时,如 HF 急性加重时用来改善心排血量,以及用于稳定等待心脏移植患者的病情。多巴胺是失代偿性 HF 优选的药物,通常联合静脉用米力农。多巴酚丁胺有进一步降低后负荷的作用。低剂量肾上腺素用于难治性低血压和 / 或终末器官灌注不良。

4. **气道评估和通气支持** 如存在低氧血症(血氧饱和度小于 90%),应用非重复呼吸面罩给予高流量高浓度吸氧支持,尽量保证血氧饱和度不超过 95%。对于氧疗后仍存在呼吸窘迫、呼吸性酸中毒和 / 或缺氧的急性失代偿性心力衰竭患者,如无紧急插管指征、不存在无创通气禁忌证且有对无创通气有经验的工作人员,我们推荐尝试无创通气。

5. **去除病因** 初步明确病因,根治或减轻可消除的病因如纠正心律失常、在加强利尿的情况下输血以纠正贫血。

## 【医嘱举例】

**现病史：**患儿女，6个月，"咳喘5天，加重半天"。

**查体：**体温 36.5℃，呼吸 65 次/min，心率 180 次/min，体重 7kg，神志清楚，多汗、烦躁、面色苍白，前囟平软，呼吸急促、口周发绀，双肺呼吸音粗，鼻翼扇动、三四征（+），双肺可闻及喘鸣音及细小水泡音，心前区隆起，心尖冲动弥散，心率 180 次/min，奔马律，心音低，未闻及瓣膜杂音，腹软，肝肋下 4cm，脾肋下未触及，四肢末梢凉。

### 临时医嘱

血常规、C 反应蛋白

血气分析、电解质

心肌酶谱 +NT-proBNP

肝功能、肾功能

心电图

床旁胸部 X 线检查

超声心动图

水合氯醛 3.5ml，灌肠

呋塞米 7mg，i.v.

地高辛负荷 0.12mg/ 次，p.o.

### 长期医嘱

病危

一级护理

心力衰竭护理常规

持续心电监护（心率、血压、呼吸、血氧饱和度）

记24小时出入量

鼻胃管护理

高流量鼻氧管辅助通气

呼吸治疗

鼻饲[母乳或配方奶,控制全天液体量于100~120ml/(kg·d)]

呋塞米7mg,p.o./i.v.,q.12h.(注意每日监测电解质)

卡托普利1mg,p.o.,q.12h.

地高辛0.06mg,p.o.,q.12h.

### 备　注

1. 儿童正常心率(表12-6)

表12-6　不同年龄儿童正常心率范围

单位:次/min

| 年龄段 | 清醒心率 | 睡眠心率 |
|---|---|---|
| 新生儿 | 100~205 | 90~160 |
| 婴儿 | 100~180 | 90~160 |
| 幼儿 | 98~140 | 80~120 |
| 学龄前儿童 | 80~120 | 65~100 |
| 学龄儿童 | 75~118 | 58~90 |
| 青少年 | 60~100 | 50~90 |

## 2. 心衰分期及推荐治疗方案(表 12-7)

表 12-7 心衰分期及推荐治疗方案

| 分期 | 定义 | 举例 | 治疗 |
|---|---|---|---|
| A 期 | 无器质性心脏病或心力衰竭症状,但有发生心力衰竭的高风险因素 | 心脏毒性药物或毒物暴露史、遗传性心肌病家族史、单心室、先天性大动脉转位 | 无 |
| B 期 | 有器质性心脏病,但无心力衰竭症状 | 左室肥厚、蒽环类药物暴露伴左室射血分数减低 | ACEI |
| C 期 | 有器质性心脏病且目前或既往有心力衰竭症状 | 症状性心肌病、左室泵血功能障碍的先天性心脏病 | ACEI 和醛固酮拮抗剂;利尿剂;小剂量地高辛;病情稳定数周后仍有持续左心室扩张和收缩功能减低者可加用 β 受体阻滞剂 |
| D 期 | 需要特殊治疗的晚期心力衰竭 | 尽管接受强化药物治疗,静息状态仍有明显心力衰竭症状 | 药物治疗需要包括静脉利尿剂和或正性肌力药物;其他治疗包括正压通气,心脏再同步化治疗,机械循环支持如体外膜氧合,心脏移植 |

## 3. 儿童心力衰竭治疗常用药物剂量

(1)地高辛小儿常用量:

1) 口服:①本品总量为,早产儿 0.02~0.03mg/kg;1 个月以下新生儿 0.03~0.04mg/kg;1 个月~2 岁儿童,0.05~0.06mg/kg;2~5 岁,0.03~0.04mg/kg;5~10 岁,0.02~0.035/kg;10 岁或 10 岁以上,照成人常用量;本品总量分 3 次或每 6~8 小时给予。②维持量为总量的 1/5~1/3,分 2 次,每 12 小时 1 次或每日 1 次。在小婴幼儿(尤其是早产儿)需仔细滴定剂量和密切监测血药浓度和心电图。近年通过研究证明,地高辛逐日给予滴定剂量,经 6~7 天能在体内达到稳定的浓度而发挥全效作用,因此,病情不急而又易中毒者,可逐日按 5.5μg/kg 给药,也能获得满意的治疗效果,并能减少中毒发生率。新生儿对本品的耐受性不定,其肾清除减少;早产儿与未成熟儿对本品敏感,按其不成熟程度而减小剂量。按体重或体表面积,1 个月以上婴儿比成人用量略大。

2) 国外用法:

A. 心力衰竭的治疗:

a. 静脉 / 肌内注射快速洋地黄化:早产儿 15~25μg/kg;足月儿 20~30μg/kg;1~24 月龄儿 30~50μg/kg;2~5 岁患儿 25~35μg/kg;5~10 岁患儿 15~30μg/kg;10 岁以上患儿 8~12μg/kg;首次给予总负荷剂量的一半,随后每 6~8 小时给药 1 次,共 2 次,每次给予总负荷剂量的 1/4。

b. 静脉 / 肌内注射维持剂量:早产儿 1.9~3.1μg/kg,每日 2 次;足月儿 3.0~4.5μg/kg,每日 2 次;1~24 个月婴儿 4.5~7.5μg/kg,每日 2 次;2~5 岁患儿 3.8~5.3μg/kg,每日 2 次;5~10 岁患儿 2.3~4.5μg/kg,每日 2 次;10 岁以上患儿 2.4~3.6μg/kg,每日 1 次;可以根据临床反应,血药浓度和毒性反应每 2 周增加 1 次剂量。

c. 口服溶液负荷剂量:首次剂量给予总负荷剂

量的 1/2；后续剂量依临床症状，间隔 4~8 小时后给予总负荷剂量的余下剂量。

总口服剂量：早产儿 20~30μg/kg；足月儿 25~35μg/kg；1~24 月龄儿 35~60μg/kg；2~5 岁患儿 30~45μg/kg；5~10 岁患儿 20~35μg/kg；10 岁以上患儿 10~15μg/kg。

d. 口服溶液维持剂量：早产儿 2.3~3.9μg/kg，每日 2 次；足月儿 3.8~5.6μg/kg，每日 2 次；1~24 月龄儿 5.6~9.4μg/kg，每日 2 次；2~5 岁患儿 4.7~6.6μg/kg，每日 2 次；5~10 岁患儿 2.8~5.6μg/kg，每日 2 次；10 岁以上患儿 3~4.5μg/kg，每日 1 次。

e. 片剂快速洋地黄化：5~10 岁患儿，口服总剂量为 20~45μg/kg；先给予总负荷剂量的 1/2，随后每 6~8 小时给药 1 次，共 2 次，每次给予总负荷剂量的 1/4；起始时每日维持剂量或逐步洋地黄化，每天 3.2~6.4μg/kg，口服。10 岁以上患儿口服总剂量为 10~15μg/kg；先给予总负荷剂量的 1/2，随后每 6~8 小时给药 1 次，共 2 次，每次给予总负荷剂量的 1/4；起始时每日维持剂量或逐步洋地黄化，每日 3.4~5.1μg/kg，口服；每 2 周调整一次剂量。

B. 室上性心动过速复发的预防：目前有临床试验显示，对于小于 4 个月的患儿，前 2 次剂量为 0.01mg/kg，口服，每日 3 次，后续剂量为 0.003 5mg/kg，每日 3 次，可能有预防室上性心动过速复发的作用。

(2) 利尿剂剂量：起始口服呋塞米 1mg/(kg·次)，剂量可增加至每日 2 次，最大量不超过 4mg/(kg·d)；也可同时联合口服螺内酯 1mg/(kg·次)，剂量可增加至每日 2 次，最大量不超过 3mg/(kg·d)。

(3) ACEI 类药物用法：

1) 卡托普利(治疗心力衰竭剂量)：

A. 婴儿：口服起始量 0.1~0.3mg/(kg·次)，每6~24 小时 1 次；已报道剂量为 0.3~3.5mg/(kg·d)，每6~12 小时 1 次；每日最大剂量 6mg/(kg·d)。

B. 儿童及青少年：口服起始量 0.3~0.5mg/(kg·次)，每 8~12 小时 1 次；已报道剂量为 0.9~3.9mg/(kg·d)，分次口服；每日最大剂量 6mg/(kg·d)。

2）依那普利(治疗心力衰竭剂量)：仅有限数据支持婴儿、儿童及青少年用法，口服起始量 0.1mg/(kg·d)，分 1~2 次，如需要，2 周内逐渐加量至 0.5mg/(kg·d)，文献报道平均剂量 0.36mg/(kg·d)；部分报道显示可用至 0.94mg/(kg·d)。

(4) 正性肌力药物：多巴胺 2~20μg/(kg·min)，静脉/骨内输注；多巴酚丁胺 2~20μg/(kg·min)，静脉/骨内输注；扩血管药物(硝酸甘油)，开始使用按 0.25~0.5μg/(kg·min)，静脉/骨内输注，依据耐受程度按 1μg/(kg·min) 予以调整，每 15~20 分钟 1 次；典型剂量范围为 1~5μg/(kg·min)，最大剂量为 10μg/(kg·min)；青少年开始使用时，按 5~10μg/min 给予，然后增加至最大剂量 200μg/min)。

# 第四节 癫痫持续状态

## 【疾病概述】

一次癫痫发作持续 30 分钟以上和频繁发作连续 30 分钟以上、发作间歇期意识不能恢复者，均称为癫痫持续状态(status epilepticus，SE)。癫痫持续状态是儿科常见的危急重症，尤其是惊厥性癫痫持续状态会有生命危险。临床一般将癫痫持续状态分为惊厥性癫痫持续状态和非惊厥性癫痫持续状态。其中前者包括：①全身强直-阵挛持续状态；②强直性持续状态；③肌阵挛持续状态；④部分性惊厥持续状态；⑤一侧性癫痫持续状态信号；⑥新生儿惊厥持续状态。后者包括复杂部分性癫痫持续状态和失神癫痫持续状态。

## 【治疗原则】

首要治疗是平稳生命体征以及气道管理，其次是使用苯二氮䓬类药物。

癫痫持续状态处理流程：

**1. 稳定阶段(0~5分钟)**

(1)稳定患者情况(气道、呼吸、循环、残疾程度-神经系统体格检查)。

(2)明确癫痫发作时间，监测生命体征。

(3)评估患者氧合情况，给予鼻导管/面罩吸氧，如需辅助通气可考虑气管插管。

(4)开始脑电图监测。

(5)监测指血糖，如血糖≤60mg/dl，进行以下处理：≥2岁儿童，静脉注射25%葡萄糖注射液2ml/kg；<2岁，静脉注射12.5%葡萄糖4ml/kg。

(6)尝试开放静脉通路，查电解质、血象，行毒物筛查，条件允许可查抗癫痫药物血药浓度。

**2. 初始治疗阶段(5~20分钟)**　苯二氮䓬类药物。

(1)选择以下3种药物之一，作为一线治疗药物：①肌内注射米达唑仑，>40kg给予10mg，10~40kg给予5mg；②静脉用劳拉西泮，0.1mg/(kg·次)，最大剂量4mg/次，可重复给药1次；③静脉用地西泮，0.15~0.2mg/(kg·次)，最大剂量10mg/次，可重复给药 1 次。

（2）如上述 3 种方案均不可用，可选择以下 3 种治疗方案之一：①静脉用苯巴比妥，15mg/(kg·次)，单剂量；②地西泮直肠给药，0.2~0.5mg/kg，最大剂量 20mg，单剂量；③咪达唑仑鼻内给药，咪达唑仑颊黏膜给药。

**3. 第二治疗阶段(20~40 分钟)**　没有证据表明存在首选的第二治疗药物，选择以下 3 种药物之一，作为二线治疗药物，均为单剂量给药。

（1）静脉用磷苯妥英：20mg PE/kg，最大剂量 1 500mg PE/ 次，单剂量。

（2）静脉用丙戊酸：40mg/kg，最大剂量 3 000mg/ 次，单剂量。

（3）静脉用左乙拉西坦：60mg/kg，最大剂量 4 500mg/ 次，单剂量。

如上述 3 种方案均不可用，可选择以下方案：静脉用苯巴比妥，15mg/(kg·次)，单次最大剂量 250mg，全天 500mg。

**4. 第三治疗阶段(40~60 分钟)**　没有明确的证据用于指导这一阶段的治疗，治疗选择包括：重复二线治疗药物或者给予麻醉剂量的硫喷妥钠、咪达唑仑或丙泊酚(均需要进行脑电图监测)。

## 【医嘱举例】

**现病史：**患儿男，10 岁，"间断抽搐 3 年，加重伴昏迷 3 天"。5 年前曾患外伤后脑出血，治疗后好转。3 年前患儿出现间断抽搐症状，家属未予检查治疗。近 3 日来患儿出现发热，抽搐次数明显增加，每日 10~20 次，持续时间约 20~30 次 /min，抽搐间期患儿意识不清，呼唤无应答，昏迷状态。

**查体:**体重 30kg,体温 37.3℃,心率 102 次/min,呼吸 24 次/min,血压 98/60mmHg。抽搐中,浅昏迷,双侧瞳孔等大等圆,右侧瞳孔直接、间接对光反射迟钝,颈强直(−),双肺呼吸音清,未闻及干湿啰音,心音有力,律齐,心率 102 次/min,腹平软,肠鸣音正常,肢端温。左侧肢体肌张力增高,左侧腱反射亢进,双侧 Babinski 征(+)。

## 临时医嘱

血常规

血清葡萄糖和快速"指尖"血糖

血清电解质

动脉血气分析

尿和血液毒理学

抗癫痫发作药物的血清水平

急诊颅脑 CT 或 MRI

持续脑电图监测

地西泮 10mg,i.v.;或米达唑仑 5mg,i.m.

甘露醇注射液 2.5~5ml/(kg·次),i.v.gtt.

建立静脉通路、必要时补液支持

## 长期医嘱

病危

一级护理

持续心电监护

鼻导管低流量吸氧

经口鼻吸痰,q.3h.

甘露醇 100ml/(kg·次),q.8h.

丙戊酸钠 100mg,p.o.,q.d.*

静脉补液支持

抗感染治疗,必要时

## 备 注

1. *丙戊酸钠* 体重超过 20kg 的儿童,一般从 400mg/d 起步,剂量范围 20~35mg/(kg·d);体重 20kg 以下儿童,一般每日 20mg/kg,严重病例可加量,但仅限于那些可以监测血药浓度的患者。

2. **难治性癫痫持续状态** 可以通过静脉持续输注咪达唑仑控制,咪达唑仑的用法为,初始以 0.2mg/kg 的剂量单次快速静脉输注,随后以 0.05~2mg/(kg·h) 的速率持续输注;对于突破性癫痫发作,可以单次追加 0.1~0.2mg/kg,并将输注速率每 3~4 小时增加 0.05~0.1mg/(kg·h)。

# 第五节 休 克

## 【疾病概述】

休克是指由感染、失血、失水、心功能不全、过敏、创伤等多种病因引起的有效循环血容量急剧减少,并导致急性全身性微循环障碍,是维持生命的重要器官供血不足、严重缺血、缺氧而产生的代谢障碍与细胞受损的病理状态,其间可相互影响,互为因果,甚至形成恶性循环导致多系统器官功能障碍或衰竭,是致死的重要原因。休克可以分为低血容量性休克、分布异常性休克、心源性休克及梗阻性休克。休克诊断主要依据组织器官的灌注的表现,包括皮肤苍白、脉搏细弱、心率增快、意识水平改变、少尿或无尿等的改变。一般根据有无血压下降将休克分为代偿期(血压正常或略低,血压下降<20mmHg)及休克失代偿期(血压明显下降)。

## 【治疗原则】

早期识别代偿性休克对于有效治疗和良好预后至关重要。休克急救治疗的重点是恢复组织供氧并改善组织灌注和代谢需求之间的平衡,治疗措施包括优化血液中的氧含量、改善心排血量、降低需氧量、纠正代谢紊乱,尽量找出并逆转休克潜在的病因,并立即提供干预。

1. **优化血液中的氧含量** 给予高浓度吸氧(非重复呼吸面罩给予 100% $O_2$);使用有创或无创机械通气纠正通气血流比例失调或其他紊乱改善氧合;如果血红蛋白浓度偏低,考虑输注悬浮红细胞。

2. **改善心排血量及其分布** 对于大多数形式的休克,推注输液可用于改善心排血量及其分布。血管活性药物,比如血管加压药、血管扩张药、正性肌力药物对休克亦有好处。对心源性休克是首选的治疗方案,其他休克应在补足血容量的前提下应用。

3. **降低氧需求** 对所有形式的休克,采取措施降低氧需求,尽量改善供氧与需氧之间的平衡。使用无创或有创通气辅助呼吸支持;使用镇痛和镇静剂控制疼痛和焦虑;使用退热药和其他降温措施控制发热。

4. **纠正代谢紊乱** 很多引起休克的疾病可能造成代谢紊乱,或者因代谢紊乱致使病情恶化,例如低血糖、低钙血症、高钾血症及代谢性酸中毒。纠正代谢紊乱对于改善器官功能必不可少。

## 【医嘱举例】

**现病史**：患儿女，5 岁，发热、腹痛、腹泻 12 小时，寒战、皮肤花纹 2 小时。

**查体**：体重 20kg，体温 41℃，呼吸 60 次/min，脉搏摸不到，血压测不出。谵妄，烦躁不安。面色成土灰色，四肢厥冷，皮肤有花纹，肢端以及口唇发绀，皮肤弹性差，唇干，舌质红，苔黄而干，瞳孔等大等圆，对光反射迟钝。心音低钝，心率 180 次/min，双肺未闻及啰音。腹软不胀，肝、脾肋下未及。颈软、无抵抗，Babinski 征（–）。毛细血管再充盈时间 5 秒。

### 临时医嘱

血常规、C 反应蛋白

便常规 + 潜血

血、尿、粪便培养培养

血气分析、电解质

肝功能、肾功能

心肌酶谱

弥散性血管内凝血全套

血乳酸、血糖

建立静脉通路/骨髓通路

生理盐水 400ml 于 5~10 分钟内快速推注，必要时重复

### 长期医嘱

病危

重症监护

特级护理

禁食水

心电、血压、呼吸、血氧、中心静脉压监测

非重复呼吸面罩高浓度吸氧

维持血容量：如血压稳定，根据电解质情况继续补液维持

白蛋白 20g, i.v.gtt., p.r.n.

多巴胺每分钟 2~20μg/kg，静脉 / 骨内输注（根据血压调节剂量）

头孢曲松 1g
0.9% 氯化钠溶液 100ml

i.v.gtt., q.d.(感染性休克在治疗最初的 1 小时内给予抗生素，如有可能在抗生素前采集血液样本进行培养，但不要延误抗生素治疗）

## 备 注

### 1. 根据收缩压和年龄定义低血压（表 12-8）

表 12-8 不同年龄儿童低血压标准

| 年龄 | 收缩压 /mmHg |
|---|---|
| 足月新生儿（0~28 天） | <60 |
| 婴儿（1~12 个月） | <70 |
| 1~10 岁儿童 | <70+ 年龄（岁）×2（如此估计得出的收缩压低于该年龄血压的第 5 百分位数） |
| >10 岁的儿童 | <90 |

## 2. 初步管理休克的基本原则(表 12-9)

表 12-9 休克的初步管理原则

| |
|---|
| 调整儿童体位<br>　稳定:允许以舒适体位与照护者待在一起<br>　不稳定:若为低血压患者,采取仰卧位(除非受呼吸影响) |
| 改善动脉含氧量<br>　通过非重复呼吸面罩给予高浓度氧气<br>　如存在显著失血或导致严重贫血的其他病因,考虑输血<br>　考虑使用持续气道正压、无创通气或呼气末正压的机<br>　械通气 |
| 酌情通气支持(有创或无创) |
| 建立血管通路<br>　及早考虑骨髓输液通路 |
| 开始液体复苏<br>　给予等渗晶体液 20ml/kg 5~20 分钟输注(严重低血压、<br>　低血容量性休克为 5~10 分钟);按需重复 20ml/kg 推注,以<br>　恢复血压和组织/器官灌注。每次推注后重新评估病情<br>　关于创伤和出血,如果儿童对等渗晶体液无反应,则给<br>　予悬浮红细胞<br>　如果怀疑心源性休克或严重的心肌功能障碍,改为在<br>　10~20 分钟内给予 5~10ml/kg 等渗晶体液 |
| 监测:血氧饱和度、心率、血压、意识水平、体温、尿量 |
| 反复再评估<br>　评估趋势<br>　确定治疗反应 |
| 开展实验室检查<br>　确定休克病因和严重程度<br>　评估继发于休克的器官功能障碍<br>　识别代谢紊乱<br>　评估治疗反应(注意监测有无肺水肿体征如湿啰音、肝大) |
| 药物支持:血管活性药物治疗 |
| 咨询专科专家意见 |

## 3. 休克管理中采用的血管活性药物(表 12-10)

表 12-10 休克常用血管活性药物的用法用量

| 类别 | 作用 | 药物 | 剂量 |
|------|------|------|------|
| 正性肌力药物 | 增强心肌收缩力<br>增加心率<br>对体循环血管阻力(SVR)产生不同影响<br>注意包括同时具有 α 和 β 肾上腺素能作用的药物 | 多巴胺 | 心源性休克,分布性休克:2~20μg/(kg·min),静脉/骨内输注 |
| | | 肾上腺素 | 0.1~1μg/(kg·min),静脉/骨内输注(如果需要,可考虑更高剂量) |
| | | 多巴酚丁胺 | 心源性休克,分布性休克:2~20μg/(kg·min),静脉/骨内输注 |
| 磷酸二酯酶抑制剂 | 降低 SVR<br>改善冠状动脉血流<br>改善心肌收缩力 | 米力农 | 心肌功能障碍和 SVR/肺循环血管阻力升高:负荷剂量 50μg/kg,10~60 分钟内静脉/骨内输注,随后 0.25~0.75μg/(kg·min),静脉/骨内输注 |
| 血管扩张药 | 降低 SVR 和静脉张力 | 硝酸甘油 | 心力衰竭、心源性休克:开始使用时按 0.25~5μg/(kg·min),静脉/骨内输注;依据耐受程度按 1μg/(kg·min)予以调整,每 15~20 分钟 1 次,典型的剂量范围为 1~5μg/(kg·min),最大剂量为 10μg/(kg·min);青少年开始使用时,按 5~10μg/min 给予,然后增加剂量至最大剂量 200μg/min |

续表

| 类别 | 作用 | 药物 | 剂量 |
|------|------|------|------|
| 血管扩张药 | 降低 SVR 和静脉张力 | 硝普钠 | 心源性休克、重度高血压：初始剂量 0.3~1μg/(kg·min)，然后予以调整，可增加至 8μg/kg，p.r.n. |
| 血管加压药 | SVR 升高增强心肌收缩力（除了血管升压素） | 肾上腺素 | 低血压性休克：0.1~1μg/(kg·min)，静脉/骨内输注（如果需要，可考虑更高剂量 |
| | | 去甲肾上腺素 | 低血压性休克（通常为分布性休克）：0.1~2μg/(kg·min)，静脉/骨内输注 |
| | | 多巴胺 | 心源性休克、分布性休克：2~20μg/(kg·min)，静脉/骨内输注 |
| | | 血管升压素 | 儿茶酚胺耐药性低血压：0.000 2~0.002 单位/(kg·min)，持续输注 |

# 参考文献

［1］王卫平，孙锟，常立文. 儿科学 [M]. 9 版. 北京：人民卫生出版社，2018.

［2］江载芳，申昆玲，沈颖. 诸福棠实用儿科学 [M]. 8 版. 北京：人民卫生出版社，2015.

［3］北京协和医院. 北京协和医院医疗诊疗常规：儿科诊疗常规 [M]. 北京：人民卫生出版社，2005.

［4］中华医学会儿科学分会呼吸学组，《中华实用儿科临床杂志》编辑委员会. 儿童肺炎支原体肺炎诊治专家共识 (2015 年版 )[J]. 中华实用儿科临床杂志，2015 (30)：1308.

［5］中华医学会儿科学分会呼吸学组，《中华儿科杂志》编辑委员会. 儿童社区获得性肺炎管理指南 (2013 修订 )（上 )[J]. 中华儿科杂志，2013, 51 (10)：745-752.

［6］中华医学会儿科学分会呼吸学组，《中华儿科杂志》编辑委员会. 儿童社区获得性肺炎管理指南 (2013 修订 )（下 )[J]. 中华儿科杂志，2013, 51 (11)：856-862.

［7］中华医学会儿科学分会呼吸学组，《中华儿科杂志》编辑委员会. 儿童支气管哮喘诊断与防治指南 (2016 年版 )[C]. 第二十次全国儿科中西医结合学术会议论文集，2016: 47-61.

［8］《中华儿科杂志》编辑委员会，中华医学会儿科学分会呼吸学组. 毛细支气管炎诊断、治疗与预防专家共识 (2014 年版 )[J]. 中华儿科杂志，2015, 53 (3): 168-171.

［9］方浩然，李中跃. 2018 年北美及欧洲小儿胃肠病，肝病和营养协会儿童胃食管反流及胃食管反流病临床指南解读 [J]. 中华儿科杂志，2019, 57 (3): 181-186.

［10］中华医学会儿科学分会消化学组，中华医学会儿科

分会临床营养学组. 儿童炎症性肠病诊断和治疗专家共识 [J]. 中华儿科杂志, 2019, 57 (7): 501-507.

[11] 中华医学会心血管病学分会, 中国生物医学工程学会心律分会, 中国医师协会循证医学专业委员会, 等. 心律失常紧急处理中国专家共识 [J]. 中华心血管病杂志, 2013, 41 (5): 363-376.

[12] 中华医学会心电生理和起搏分会小儿心律学工作委员会, 中华医学会儿科学分会心血管学组, 中国医师协会儿科分会心血管专业委员会. 中国儿童心律失常导管消融专家共识 [J]. 中华心律失常学杂志, 2017, 21 (6): 462-470.

[13] 中华医学会儿科学分会心血管学组,《中华儿科杂志》编辑委员会. 小儿心力衰竭诊断与治疗建议 [J]. 中华儿科杂志, 2006, 44 (10): 753-757.

[14] 中华医学会儿科学分会心血管学组, 中华医学会儿科学分会心血管学组心肌炎协作组, 中华儿科杂志编辑委员会, 等. 儿童心肌炎诊断建议 (2018 年版)[J]. 中华儿科杂志, 2019, 57 (2): 87-89.

[15] 中华医学会儿科学分会心血管学组,《中华儿科杂志》编辑委员会. 儿童感染性心内膜炎诊断标准建议 [J]. 中华儿科杂志, 2010, 48 (12): 913-915.

[16] 陈璐, 税星, 温哲琦. 2015 年 AHA 儿童感染性心内膜炎的管理科学声明解读 [J]. 中国循环杂志, 2016, 31 (z2): 144-147.

[17] 中华医学会儿科学分会心血管学组,《中华儿科杂志》编辑委员会. 儿童晕厥诊断指南 [J]. 中华儿科杂志, 2009, 47 (2): 99-101.

[18] 中华医学会儿科学分会心血管学组,《中华儿科杂志》编辑委员会, 北京医学会儿科学分会心血管学组, 等. 儿童血管迷走性晕厥及体位性心动过速综合征治疗专家共识 [J]. 中华儿科杂志, 2018, 56 (1): 6-9.

[19] DE CAEN AR, BERG MD, CHAMEIDES L, et al. Part 12: pediatric advanced life support: 2015 American Heart Association guidelines update for cardiopulmonary

resuscitation and emergency cardiovascular care [J]. Circulation, 2015, 132 (suppl 2): S526-S542.

［20］ TAPIAINEN T, AITTONIEMI J, IMMONEN J, et al. Finnish guidelines for the treatment of laryngitis, wheezing bronchitis and bronchiolitis in children [J]. Acta Paediatrica, 2015, 105 (1): 44-49.

［21］ HOWELL JD. Acute severe asthma exacerbations in children younger than 12 years: Endotracheal intubation and mechanical ventilation [EB/OL].(2018-07-18)[2022-03-10]. https://www. uptodate. com/contents/search.

［22］ HOWELL JD. Accere asthma exacerbations in children younger than 12 years: Intensive care unit management [EB/OL].(2020-05-14)[2022-03-10]. https://www. upto-date. com/contents/search.

［23］ RAKESH K SINGH, MSTP SINGH. Heart failure in children: Management [EB/OL].(2019-06-05)[2022-03-10]. https://www. uptodate. com/contents/search.

［24］ GLAUSER T, SHINNAR S, GLOSS D, et al. Evidence-based guideline: treatment of convulsive status epilepticus in children and adults: Report of the Guideline Committee of the American Epilepsy Society [J]. Epilepsy Curr, 2016, 16 (1): 48-61.

# 附录　医嘱常用缩略语

## 医嘱常用缩略语

| 缩略词 | 中文意义 |
| --- | --- |
| p.o. | 口服 |
| i.v. | 静脉注射 |
| i.m. | 肌内注射 |
| i.h. | 皮下注射 |
| i.v.gtt. | 静脉滴注 |
| q.d. | 每天 1 次 |
| b.i.d. | 每天 2 次 |
| t.i.d. | 每天 3 次 |
| q.i.d. | 每天 4 次 |
| q.o.d. | 隔天 1 次 |
| q.n. | 每晚 1 次 |
| q.4h. | 每 4 小时 1 次 |
| q.w. | 每周 1 次 |
| b.i.w. | 每周 2 次 |
| q.2w. | 每 2 周 1 次 |
| p.r.n. | 必要时 |

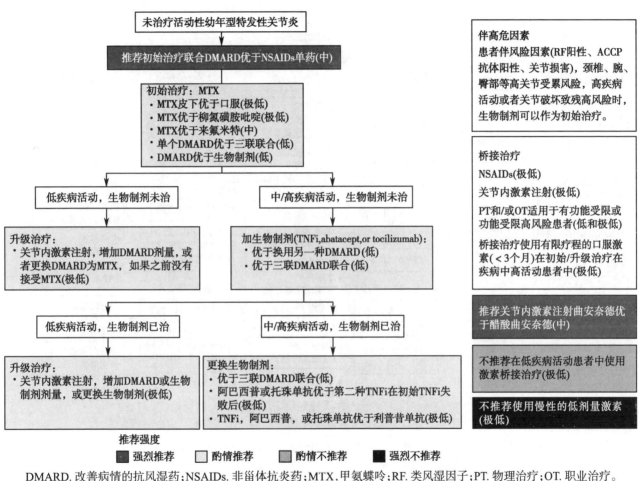

DMARD. 改善病情的抗风湿药；NSAIDs. 非甾体抗炎药；MTX，甲氨蝶呤；RF. 类风湿因子；PT. 物理治疗；OT. 职业治疗。

**图 3-1　2019 ACR 指南：活动性 pJIA 治疗推荐**

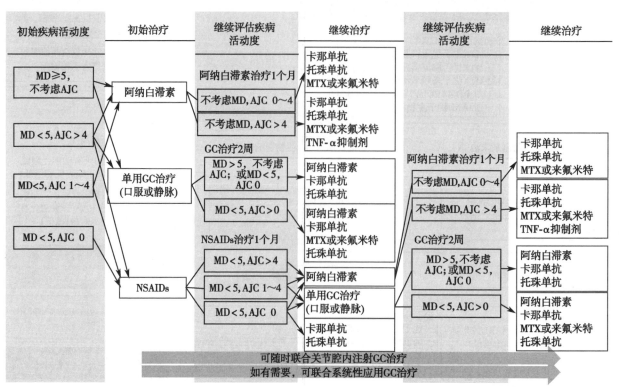

AJC. 活动性关节数目；GC. 糖皮质激素；NSAIDs. 非甾体抗炎药；MD. 医师整体评估疾病活动评分；
MTX. 甲氨蝶呤；TNF-α. 肿瘤坏死因子 α。

图 3-2　2013 年 ACR 推荐的有全身活动特征的 sJIA 治疗

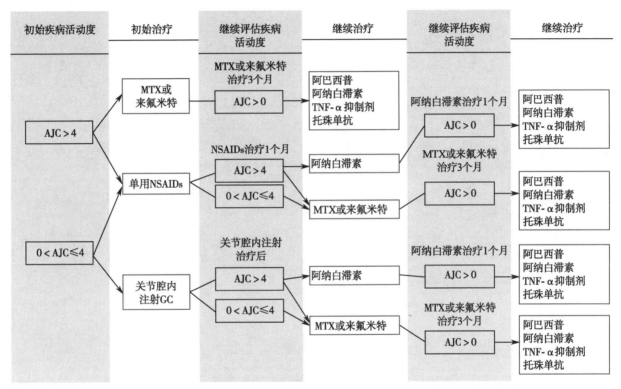

AJC. 活动性关节数目；GC. 糖皮质激素；NSAIDs. 非甾体抗炎药；MD. 医师整体评估疾病活动评分；
MTX. 甲氨蝶呤；TNF-α. 肿瘤坏死因子 α。

**图 3-3　2013 年 ACR 推荐的无全身活动特征的 sJIA 治疗**